Luisa und das alte Buch ihres Großvaters

Schule der Wahrnehmung

Widmung:

Allen Menschen, die sich auf die Suche nach sich selbst und dem Geheimnis des Lebens begeben.

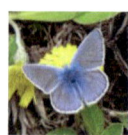

Peter Wandler

Luisa und das alte Buch ihres Großvaters

Schule der Wahrnehmung

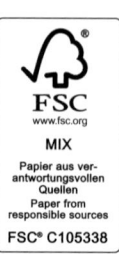

Bibliografische Information der Deutschen Nationalbibliothek: Die Deutsche Nationalbibliothek verzeichnet diese Publikation in der Deutschen Nationalbibliografie; detaillierte bibliografische Daten sind im Internet über http://dnb.dnb.de abrufbar.

© 2016 Peter Wandler
Umschlagsgestaltung Kratz Mediendesgin, Freiburg
Umschlagsbild/Urheber 123RF GmbH, Nidderau
Herstellung und Verlag:
BoD- Books on Demand, Norderstedt

ISBN: 978-3-743114975

Inhalt

Sinn der Schöpfung für das Leben der Menschen auf der Erde (Seite 7)

Der freie Wille (Seite 10)

Das Ich oder der Egoanspruch des Menschen (Seite 15)

Die Wahrnehmung (Seite 18)

Der Verstand (Seite 22)

Intuition oder die innere Stimme (Seite 26)

Die göttliche Einheit des Menschen (Seite 28)

Die Stille (Seite 30)

Traum und Vorstellungskraft (Seite 39)

Heilung (Seite 43)

Die Sonne schien ihr direkt ins Gesicht. Die ersten Sonnenstrahlen, die Luisa auf der Haut wahrnahm, ließen in ihr bereits eine große Freude aufkommen. Es war die Freude über das Erwachen der Natur mit all seinen Lebewesen. Die Welt, die sie um sich wahrnahm, war erfüllt von vielen unterschiedlichen Vogelstimmen und dem leisen Summen von wohl Hunderten Bienen. Luisa saß direkt unter einem Kirschbaum, der mit seinen vielen weißen Blüten die Bienen anlockte, um ihnen Nahrung für ihr noch junges Leben zu bieten. Alles war scheinbar an diesem Frühlingsmorgen erwacht. Und selbst da, wo noch etwas Raureif vorhanden war, kamen die ersten Wiesenblumen mit großer Energie aus der Erde hervor. Sie hatte sich bereits früh am Morgen auf den Weg gemacht, um den Tagesbeginn in der Natur wahrzunehmen. ‚Wie es wohl kam, dass die Welt immer in dem Rhythmus der vier Jahreszeiten ablief?', fragte sie sich. Es schien ein Naturgesetz zu sein, denn alle Lebewesen verhielten sich im Winter anders als zu den anderen Jahreszeiten. Selbst sie empfand es so, dass sie in den Wintermonaten weniger aktiv war. Abgesehen natürlich von einigen Spaziergängen durch die Winterlandschaft oder dem Skilaufen. Jetzt spürte sie förmlich das Erwachen des Lebens. Luisa hatte noch einen Bruder, der aber zu dieser Tageszeit noch faul und müde in seinem Bett lag. Am liebsten stand er täglich erst gegen 11:00 Uhr auf. Dafür war er bis in die Nacht im Internet unterwegs. Für ihn galten anscheinend andere Naturgesetze. Er war in allen Jahreszeiten nicht besonders aktiv. Und in den Wintermonaten verließ er nur aus einem Grund sein Zimmer. Dann nämlich, wenn er sich an dem großen Kachelofen im Wohnzimmer oder in der Küche aufwärmen wollte oder besser musste. In dem alten Bauernhaus, in dem die beiden mit ihren Eltern lebten, gab es wohl Strom. Nur war nicht in jedem Raum eine Heizung vorhanden. Und so war auch ihr Bruder gezwungen, seinen Computer alleine zu lassen, um den Ort der größten Wärme zu suchen. Luisa machte sich nichts aus Computerspielen oder anderen Aktivitäten wie Chatrooms und Ähnliches. Ihr war es wichtiger, die wirkliche Welt wahrzunehmen. Und zusätzlich bestand doch in der Computerwelt die große Gefahr der Entfremdung von dem wirklichen Leben. Ihr Bruder gab da schon ein abschreckendes Beispiel ab. Mit seinen 18 Jahren hatte er wohl die Hauptschule hinter sich gebracht. Mehr recht als schlecht, wie ihr Vater einmal bemerkte. Doch nach den vielen Absagen und dem somit fehlenden Ausbildungsplatz für ihn war er immer mehr in dieser virtuellen Welt verschwunden. Hier hatte er, wie er meinte, eine Vielzahl von Freunden gefunden. Und obwohl er diese nie zu Gesicht bekam, abgesehen von einem Bild im Internet, waren es alle Freunde. Jedenfalls aus seiner Sicht.

Das waren ihre Gedanken, als sie von einem kleinen Vogel, einem Zaunkönig abgelenkt wurde. Dieser war gerade dabei, den Kirschbaumstamm senkrecht in die Höhe zu laufen, um nach Insekten zu suchen. ‚Wie es wohl funktioniert, die Umwelt mit seinen Gedanken für eine gewisse Zeit nicht mehr wahrzunehmen? Scheinbar ist mit meinen Gedanken und den daraus entstehenden Vorstellungen ein anderer Teil des Erlebens möglich. Schon interessant, welche Möglichkeiten der Vorstellung mir mein Verstand bietet', dachte Luisa. Gegen 09:00 Uhr machte sie sich auf den Rückweg zu dem Bauernhaus, in dem sie wohnte. Und langsam bekam sie auch etwas Hunger. Und gegen ein gutes Frühstück hatte sie nichts einzuwenden. Nach gut 25 Minuten erreichte sie ihr Ziel. Sie hing ihre Jacke an der Garderobe auf und machte sich sofort auf den Weg in die Küche. Ihre Eltern waren heute Morgen bereits sehr früh zu einem Besuch aufgebrochen. Eine Tante ihrer Mutter feierte ihren 76. Geburtstag. Zum Glück hatten ihre Eltern nicht darauf bestanden, dass sie mitfahren sollte. Auch ihrem Bruder war es freigestellt gewesen, an dieser Veranstaltung teilzunehmen. Und der hatte nun neben dem Internet keine weiteren Interessen und lag jetzt bestimmt noch in seinem Bett. Luisa war da schon etwas anders gepolt. Sie hatte Interesse an ihrer Person, an anderen Menschen und Tieren. Einfach gesagt, an allen Dingen, die das Leben und ihr Erleben ausmachten. Sie fand es spannend, sich immer wieder mit neuen Wissensgebieten zu beschäftigen. Das Leben war aus ihrer Sicht zum Abenteuer geworden. Sie war wohl auch hin und wieder im Internet unterwegs. Dann aber nur, um sich über die Naturwissenschaften oder andere Wissensgebiete zu informieren. Hier hatte sie eine Datenbank zur Verfügung, die ihr das beste Lexikon im Bücherregal nicht bieten konnte. Trotzdem besaß sie aber noch eine Vielzahl von Büchern, in denen sie immer wieder mal etwas nachlas. Vor kurzem hatte sie sich noch mit Bakterien beschäftigt und hierzu in ihrem Biologiebuch nachgelesen. Und so deckte sie erst einmal den Frühstückstisch für sich. Sie kochte Wasser für eine Kanne Kräutertee. Und aus einem alten Brottopf holte sie einige Scheiben selbst gebackenes Bauerbrot von ihrer Mutter hervor. Dazu gab es dann noch selbst gemachte Pflaumenmarmelade. Auch eine Schale Müsli mit Milch stellte sie sich auf den Tisch. Von dem Küchentisch aus sah sie direkt auf den Hof. Dort gackerten einige Hühner umher, gefolgt von dem Hahn Berthold. Und aus der gegenüberliegenden Scheune schaute ihr Pony auf den Hof. Bevor sie heute Morgen aufbrach, hatte sie ihr Pony mit dem Namen Hansi noch schnell gefüttert. Luisa hatte Hansi vor vielen Jahren von ihrem Onkel geschenkt bekommen. Und so setzte sie sich an ihren Frühstückstisch und hörte nur das knackende Geräusch, das das Feuer im Kachelofen verursachte. Sie dachte an die vielen schönen Stunden in den Sommermonaten, in denen sie in der Umgebung in den wärmenden Sonnenstrahlen sitzen konnte, um die Natur mit ihren Lebewesen zu beobachteten. Und wenn sie Walderdbeeren, Himbeeren oder Brombeeren pflückte und diese durch die Sonnenstrahlen aufgewärmt waren, waren das Aroma und der Geschmack einfach nicht zu übertreffen. Zusätzlich waren auch die vielen unzähligen und verschiedenen Gerüche der Natur wieder wahrzunehmen. Heute

Morgen hatte sie bereits einige Schmetterlinge beobachtet. Neben dem Zitronenfalter (der an Ästen überwinterte) war da noch der Aurorafalter, ein weiterer Falter, der zu den ersten Frühjahrsboten zählte. Und da der Letztgenannte immer wieder schnell von Blüte zu Blüte flog, oder sich nur kurz von einem Sonnenstrahl am Boden aufwärmen ließ, hatte Luisa vor, den Schmetterling zu fangen. Sie wollte diesen schönen Schmetterling mit orangen Flügelspitzen einfach mal in Ruhe anschauen. Und hierzu benötigte sie das Schmetterlingsnetz ihres Großvaters. Das musste sich auf dem Dachboden des Bauernhauses befinden. Und so machte sie sich nach ihrem Frühstück auf, die alten Holzstufen zum Dachboden zu erklimmen. Die alte Tür ging nur sehr schwerfällig auf. Leise knarrten auch die Holzdielen unter ihren Füßen.

Ihr Großvater war schon vor vielen Jahren verstorben. Er war im Dorf und in der Umgebung als weiser alter Mann mit heilenden Fähigkeiten bekannt gewesen. Oft waren auch Menschen mit ihren Leiden und Krankheiten zu Besuch gekommen. Das hatte sie immer wieder in ihrer Kindheit beobachten können. Der Besucher setzte sich auf einen Stuhl. Ihr Großvater stand hinter dem Stuhl und legte seine Hände nach einem bestimmten Ritual bei dem Menschen auf. Luisa erinnerte sich, dass auch ihr Großvater nicht wusste, warum die Menschen eine unterschiedliche Wahrnehmung bei seinem „Handauflegen" hatten. Manche Menschen empfanden eine große Wärme, andere wiederum hatten eher eine kalte Empfindung und wieder andere empfanden bei der Behandlung überhaupt nichts. Die Resultate waren genau wie die Empfindungen recht unterschiedlich. Von der Heilung bis zur Linderung ihrer Beschwerden konnten einige Besucher auch keine Besserung verzeichnen. Auch wenn nicht alle Menschen geheilt werden konnten, war er als Naturheiler bekannt geworden. Die Menschen im Dorf und in der Umgebung sprachen davon, dass er vom Herrgott diese Gabe bekommen habe.

Seitlich an einem alten Schrank angebracht hing nun das gesuchte Netz. Luisa musste sich vorsichtig einen Weg bahnen. Nach dem Tod hatten ihre Eltern seine Hinterlassenschaften einfach hier oben abgestellt. Und wohl an die vier Jahre war niemand mehr hier oben gewesen. Nachdem sie einige Spinnweben beseitigt hatte, erreichte sie den Schrank. Sie nahm das Schmetterlingsnetz von dem Haken ab und bemerkte noch einen Schlüssel, der dort hing. Er musste wohl der Schlüssel für die beiden Schranktüren sein. Luisa empfand Neugier. Was sollte sich hinter den beiden Türen verbergen? Sie nahm den Schlüssel vom Haken, steckte diesen in das Schloss der rechten Türe und schloss sie auf. Beide Türen öffneten sich fast gleichzeitig. Luisa schaute in einen fast leeren Schrank. Es hing auf der rechten Seite ein alter Arbeitskittel und in den Fächern auf der linken Seite des Schrankes war bis auf eine alte abgegriffene Ledermappe nichts mehr zu entdecken. Luisa griff nach der Mappe. Irgendetwas musste darin verborgen sein. Da es hier oben kein elektrisches Licht gab und das durchscheinende Tageslicht auf dem Dachboden nur schwach war, nahm sie ihre beiden Fundstücke mit. Sorgsam verschloss sie wieder die Schranktüren und die Zugangstür zum Dachboden. Angekommen in ihrem Zimmer stellte sie das Schmetterlingsnetz erst einmal in einer Ecke ihres Zimmers ab. Sie legte die Ledermappe auf ihren Schreibtisch, setzte sich auf ihren Schreibtischstuhl und öffnete diese. In ihr befand sich ein Buch, das sie gleich herauszog. Die Umschlagseite war recht abgegriffen und der Titel schon sehr verblichen. Auf Anhieb war es ihr nicht möglich, den Titel komplett zu lesen. Das erste Wort schien Schule zu lauten. Das zweite Wort war noch schwieriger zu entziffern. Nach einiger Zeit war sich Luisa sicher, das Wort „der" zu lesen. Das dritte und letzte Wort war für sie nicht zu entziffern. Also war der Titel vorläufig: ‚Schule der …'. Das Buch schien auch schon recht alt zu sein. Auf den gedruckten Seiten waren einige Anmerkungen ihres Großvaters eingetragen. Zusätzlich war eine kleine Anzahl von losen Seiten vorhanden, die er nachträglich in das Buch eingelegt hatte. Neugierig schlug sie die erste Seite auf. Hier schien ihr Großvater eine persönliche Notiz hinterlassen zu haben. Sie las:

Liebe Luisa,

Nachdem ich nun eine Zeit lang nicht mehr auf der Erde verweile, ist es an der Zeit, dass Du dieses Buch gefunden hast. In den letzten Jahren wirst Du Dich in Deiner Persönlichkeit weiterentwickelt haben und sicher bist Du dem Leben gegenüber noch immer aufgeschlossen. In diesem Buch findest Du meine persönlichen Aufzeichnungen. Diese beschäftigen sich zum Teil mit meinem Leben, aber auch mit meinem Erleben. Die Übungen werden Dir helfen, einen weiteren Bereich dieser Welt wahrzunehmen. Diese Übungen habe ich selbst als junger Mann von einer mir unbekannten Frau erhalten. Folge achtsam den Anweisungen. Und übereile nichts. Alles braucht auf dieser Erde seine Zeit. So wie die Jahreszeiten einen Rhythmus vorgeben, so wirst Du zu bestimmten Zeiten schnelle Fortschritte machen, zu anderen Zeiten wird es scheinbar nicht vorwärtsgehen. Denke daran, es geschieht immer etwas. Habe Geduld. Ich bin sicher dass Du meine Lebensaufgabe, zu heilen, auch einmal zu Deiner Aufgabe machen wirst. Es wird Dein freier Wille sein, es zu tun. Du hast schon jetzt gute Voraussetzungen dafür, um solch eine wichtige Aufgabe gut meistern zu können.

Dein Großvater

Luisa hatte Tränen in den Augen. Sie empfand schon als Kind eine große Verbundenheit zu ihrem Großvater. Da sie ihn sehr geliebt hatte, dauerte es an die acht Monate, bis sie seinen Tod überwunden hatte. Sie war traurig und überrascht zugleich. Ihr Großvater hatte ihr zu Lebzeiten bereits eine persönliche Nachricht hinterlassen. Wie konnte er wissen, dass sie das Buch heute finden sollte? Konnte er damals bereits in die Zukunft schauen? Vielleicht gab das Buch hierzu noch eine Erklärung ab. Und was hatte er geschrieben? „Ich bin sicher dass Du meine Lebensaufgabe, zu heilen, auch einmal zu Deiner Aufgabe machen wirst. Es wird Dein freier Wille sein, es zu tun. Du hast schon jetzt gute Voraussetzungen dafür, um solch eine wichtige Aufgabe gut meistern zu können." ‚Was soll ich?', fragte sich Luisa erstaunt. ‚Ich könnte Heilerin werden? Und wie soll ich das anstellen?' Sie war etwas verunsichert. Erst eine persönliche Nachricht ihres verstorbenen Großvaters zu erhalten und dann noch die Möglichkeit, Heilerin zu werden. Luisa sah in Gedanken schon viele Patienten auf den Hof kommen, so wie es damals auch bei ihrem Großvater war. Es erschauderte sie. ‚Wie soll ich das denn schaffen?', fragte sie sich. ‚Und worum handelte es sich in dem alten Buch?' Luisa war gerade dabei, weiter zu blättern, als ihr Bruder zur Tür ihres Zimmers hereinschaute. „Hast du schon gefrühstückt?", fragte er. „Ja, klar." „Oh, dann muss ich mir mein Frühstück selbst machen?" „Das hast du richtig erkannt", erwiderte Luisa. „Und was hast du da für ein Buch auf deinem Schreibtisch?" „Ein Poesiealbum von meiner Freundin Klara." Sie wusste, dass ihr Bruder es abscheulich fand, sich mit so etwas zu beschäftigen. Und damit verschwand auch das Gesicht ihres Bruders aus dem Türbereich. Luisa schlug ihr gefundenes Buch nochmals auf. Nach der persönlichen Mitteilung ihres Großvaters fand sie auf der ersten Textseite die Einleitung zu diesem Buch. Hier stand als Überschrift der Satz:

Sinn der Schöpfung für das Leben der Menschen auf der Erde

Genau genommen haben Sie das Buch erhalten, weil Sie sich schon einmal Gedanken über den Sinn ihres Lebens oder der Menschheit gemacht haben. Worin liegt nun der Sinn Ihres Lebens? Kennen Sie alle Ihre Begabungen? Gibt es irgendein Ziel, das Sie erreichen möchten? Zum einen liegt der Sinn darin, ihre Begabungen selbst herauszufinden. Im Weiteren, diese Begabungen in Ihrem Leben und Ihrem Beruf zur Entfaltung zu bringen. Und das dient dann wiederum zum Heil dieser Welt. Ein Wissenschaftler wird sich in der Wissenschaft einbringen und ein Musiker im Bereich der Musik, ein Handwerker in seinem Handwerk. Und beachten Sie, alle Berufe sind gleichwertig. Haben Sie jedoch einen Beruf gewählt, der Ihnen vorgegeben wurde ohne Berücksichtigung Ihrer Veranlagungen, dann werden Sie auf Dauer unglücklich sein. Und das bedeutet dann auch, dass Ihre Umwelt, sei es die Familie oder die Mitmenschen in Mitleidenschaft gezogen werden. Und nach einigen Jahren werden sich dann zwangsläufig auch Krankheiten einstellen. Der Grund liegt darin, dass Sie sich selbst gegen Ihre Veranlagungen und somit Ihre Persönlichkeit stellen. Der individuelle Sinn des Lebens sollte von jedem Einzelnen gesucht und gefunden werden. Er dient jedem Menschen zur Entfaltung und der Allgemeinheit zum Heil. Es geht hierbei um die Wahrnehmung seiner Selbst und dieser Welt in all ihren Bereichen.

Gibt es für alle Menschen ein gemeinsames Ziel? Ja, das Ziel liegt darin, liebevoll und somit verantwortungsbewusst mit den Dingen dieser Welt und mit seinen Lebewesen umzugehen. Jeder Bewohner dieser Welt wird nur eine bestimmte und begrenzte Zeit auf diesem Planeten verbleiben. Und in dieser Zeit soll er die Welt bestellen, also seinen Anteil zum Wohl aller einbringen. Und hierzu ist jeder aufgerufen. Nicht das persönliche Ego steht im Vordergrund, sondern das Tun und Einbringen der gesamten Person mit all der entwickelten Fähigkeiten für die Allgemeinheit. Der Mensch nimmt im Laufe seines Lebens verschiedene Rollen wahr. Die Schöpfung hat sich das so ausgedacht. So hat der Mensch die Möglichkeit, vielfältige Erfahrungen in dieser stofflichen Welt zu machen. Es fängt damit an Kind, Sohn oder Tochter, dann Lehrling und manchmal auch Ehepartner zu sein. Einige werden zusätzlich mit einer Mutter- oder

Vaterrolle betraut. Beruflich gesehen werden auch verschiedene Rollen wahrgenommen. Aus dem Lehrling wird der Geselle und in manchen Leben kann auch die Meisterrolle erreicht werden. Es mag auch sein, seien es nun Männer oder Frauen, dass noch weitere Führungsrollen angenommen werden. Alles dient nach wie vor dazu, diese Welt für die Menschen positiv zu verändern. Jede Rolle sollte verantwortungsvoll gespielt werden. Und viele Rollen werden auch gleichzeitig gespielt. Es ist als ein Spiel in dieser gegenständlichen Welt angedacht. Das Rollenspiel dient dem Sammeln von Erfahrungen. Und alle Dinge im Leben sind die sogenannten Spielsachen des Menschen.

Luisa schloss das Buch. Sie schaute sich noch einmal nachdenklich den sehr alten und angegriffenen Einband an. Hier hatte sie ein Buch vor sich liegen, das ihr Opa ihr persönlich hinterlassen hatte. Und zusätzlich war es auch ein wichtiger Bestandteil in seinem Leben gewesen, da er immer wieder auf den Buchseiten einige Anmerkungen gemacht hatte. Wer wohl die Frau gewesen war, von der er es erhalten hatte? Nach dem, was sie gelesen hatte, sollte das Leben des Menschen also kein Zufall sein. Alles hatte somit einen tieferen Grund in der Welt. Aber hatte sie sich selbst denn schon einmal Gedanken über ihre Begabungen oder den Sinn des Lebens gemacht? Die Frage nach dem Sinn konnte Luisa mit einem klaren Nein beantworten. Die Frage nach den Begabungen mit einem klaren Ja. Es war so, dass ihr Großvater mit ihr immer wieder viele Spaziergänge unternommen hatte. Und dabei hatte sie viele Dinge über die Lebewesen auf den Bergwiesen und Wäldern kennengelernt. Was sie für sich herausgefunden hatte war, dass sie an vielen Dingen des Lebens Interesse und Freude hatte. Hauptsächlich waren es Dinge, die mit der Natur zusammenhingen. Aus diesem Grund war sie auch heute Morgen früh aufgestanden, um den Tagesbeginn in der Natur wahrzunehmen. Scheinbar war alles, was für sie mit Freude und Interesse verbunden war, eine ihrer Veranlagungen. Beruflich gesehen konnte sie sich vorstellen einmal Biologin, Försterin oder Gärtnerin zu werden. Luisa dachte noch an den Englischunterricht in der Schule. Dieser hatte ihr bisher keine Freude gemacht. Und ein großes Interesse an Fremdsprachen hatte sie einfach nicht. Somit gehörte das Erlernen von Fremdsprachen wohl nicht zu ihren bevorzugten Veranlagungen. Ganz leicht war es somit nicht, herauszufinden, welche Begabungen man wirklich hatte. Denn wenn es in der Schule Lehrer gab, die selbst nur mit Widerwillen ein Fach unterrichteten, konnte auch die Motivation der Schüler blockiert werden. Auch wenn vielleicht eine gewisse Begabung für dieses Fach vorhanden war. Und das Gleiche galt sicherlich auch für die Eltern. Denn wenn die kein Interesse an der Welt hatten, konnten die Kinder das auch nicht oder nur sehr schwer selbst entwickeln. Und zusätzlich spielte man verschiedene Rollen und alles sollte dem persönlichen Erleben und dem Wohl dieser Welt und ihren Menschen dienen. Sie dachte an ihren Bruder. Der spielte zurzeit aber nur eine Rolle in dieser grobstofflichen Welt. Und das war die Rolle, Sohn zu sein. Aber warum war das wohl so? Schnitt er sich hierdurch nicht gleich von dem Leben und weiteren Erfahrungen ab? Gab es etwas, was ihn zwang, sein Leben zu überdenken? Sie öffnete nochmals ihr Buch. Nach der Einleitung folgte die Überschrift:

Der freie Wille

Sie haben den freien Willen für dieses Leben mit auf den Weg bekommen. Das ist sicherlich auch ein Vorteil, diese Welt aktiv mitzugestalten und zu beeinflussen. Wenn Sie jedoch diese Welt mit ihren Bewohnern anschauen, wird Ihnen recht schnell auffallen, dass es unter den Menschen noch ein großes Entwicklungspotenzial gibt. Dieses Potenzial liegt sehr stark im menschlichen Bereich. Solange dieser freie Wille nur dazu genutzt wird, seine Persönlichkeit verbunden mit dem Verlangen nach Reichtum oder Macht in den Vordergrund zu stellen, solange können die wirklichen Probleme dieser Welt nicht gelöst werden. Je mehr Menschen sich dieser Situation bewusst werden, umso mehr kann sich auch diese Welt verändern. Es kommt nicht auf Ihre berufliche Position dabei an, es kommt auf Ihren Einsatzwillen in Ihrem Lebensbereich und Lebensumfeld an. Wenn Sie weiterlesen, werden Sie feststellen, dass Sie alle die Möglichkeit haben, gewaltige Veränderungen durchzuführen.

Eine Antwort hatte sie nicht direkt auf die Situation ihres Bruders gefunden. Jedoch hatte wohl jeder Mensch den freien Willen, etwas zu tun oder auch sein zu lassen. Also konnte jeder Mensch selbst Entscheidungen treffen, um sein Leben so zu gestalten, wie er es wollte. Und ihr Bruder hatte sich für dieses Leben so entschieden. Aber wenn das alles so war, wieso hatten dann ihre Eltern nicht die Möglichkeit, eine Veränderung in seinem Leben vorzunehmen. War denn alles immer nur freier Wille. Hatten denn nicht auch die Eltern eine bestimmte Verantwortung für ihre Kinder?

Luisa schaute nochmals in das Buch. Auf der Folgeseite hatte ihr Opa noch eine Schreibblockseite eingelegt. Hier hatte er einige Sätze mit einer blauen Tinte notiert. Sie las:

1) Bis zum vollendeten fünfzehnten Lebensjahr sollten Kinder von ihren Eltern erzogen werden und bei ihnen wohnen.

2) Ab dem sechzehnten Lebensjahr können die jungen Menschen selbst Erfahrungen sammeln und sollten wenn möglich eine eigene Wohnung haben.

3) Eltern sollten ihre Kinder immer zur Selbstständigkeit erziehen.

4) Die Eltern sind die Stellvertreter von Gott auf der Erde und tragen die Verantwortung der Erziehung und Bildung für ihre Kinder.

Jedenfalls schien es für sie schon etwas klarer mit der Elternrolle zu werden. Demnach hatte ihr Opa aufgeschrieben und sicherlich auch die Ansicht vertreten, dass die Eltern die Selbstständigkeit der Kinder im Auge haben sollten. Und scheinbar hatten ihre Eltern das bei ihrem Bruder versäumt. Und der freie Wille stand jedenfalls bis zum vollendeten fünfzehnten Lebensjahr nicht unbedingt im Mittelpunkt des Kindes. Denn die Eltern konnten aufgrund ihrer Lebenserfahrung wichtige Entscheidungen für ihr Kind treffen. Erst danach sollte der junge Mensch eigene Erfahrungen sammeln und auch die Verantwortung für sein Tun übernehmen. Und sie sollte in Kürze 16 Jahre alt werden. ‚Oh', dachte sie, ‚dann müsste ich den Bauernhof verlassen'. Aber wenn das auch die Sicht ihrer Eltern war, müsste ihr Bruder bereits den Hof verlassen haben. Immerhin war er schon 18 Jahre alt. Sie legte das Buch in die alte Ledermappe zurück und ließ beides in der unteren Schublade ihres Schreibtisches verschwinden. Nun wollte sie sich erst einmal um ihr Pony kümmern und am Abend weiterlesen.

Gegen 18:30 Uhr kamen ihre Eltern von der Geburtstagsfeier zurück. Luisa hörte den Dieselmotor des Familienwagens im Hof. Sie schaute aus dem Fenster ihres Zimmers und sah gerade noch, wie ihre Eltern mit einem großen Kuchenpaket in dem Hauseingang verschwanden. Sie machte sich auf in die Küche, um ihre Eltern zu begrüßen. Auch ihr Bruder war bereits eingetroffen, wahrscheinlich um nach etwas Essbaren Ausschau zu halten. „Na, wie war die Geburtstagsfeier?", fragte sie. „Wie immer", sagte ihre Mutter. „Neben den Nachbarn waren noch Onkel Harry und Tante Elfriede und wir auf der Feier. Wir haben euch noch Kuchen und zwei Stück Torte mitgebracht. Auch in diesem Jahr selbst gebacken von eurer Großtante Erna." „Ich muss jetzt erst einmal in den Stall", sagte Luisas Vater und machte sich auf, um nach seinen Milchkühen zu schauen. Ihr Bruder stürzte sich bereits auf ein Stück Torte. Er verschwand, nachdem er ein weiteres Stück Kuchen auf seinem Teller platziert hatte, recht schnell wieder in seinem Zimmer. Luisa hatte keinen Hunger. „Ich war heute Morgen auf dem Dachboden und habe das Schmetterlingsnetz von Opa gesucht und gefunden", meinte sie zu ihrer Mutter. „Da oben steht ja alles kreuz und quer durcheinander." „Luisa, wir haben nach dem Tod von meinem Vater seine Sachen oben auf den Dachboden einfach abgestellt, da sein Zimmer recht schnell renoviert werden musste. Es war eine alte Mappe mit einem Buch dabei. Die ist in den Schrank gekommen. Und auch noch zwei Koffer mit alter Kleidung, sowie einige weitere Gegenstände haben wir dort oben abgestellt. Sicherlich war das Schmetterlingsnetz mit dabei. Was interessiert dich denn so an den alten Sachen?" „Nichts weiter", meinte sie. „Ich habe nur das Netz gesucht und zusätzlich die Mappe im Schrank gefunden. Er hat mir in seinem Buch, das in der Mappe war, eine persönliche Nachricht hinterlassen." Nun stand ihrer Mutter regelrecht die Überraschung ins Gesicht geschrieben. „Und was hat er dir geschrieben?" „Komm bitte mal mit in mein Zimmer." Luisa holte die Mappe aus ihrem Schreibtisch und zog das Buch heraus. Sie zeigte ihrer Mutter die Nachricht. „Ich könnte auch Heilerin werden, hat er geschrieben." Ihre Mutter las den Text, den der Großvater hinterlassen hatte. „Na ja, aber es steht kein Zeitpunkt dabei. Mach erst einmal eine Ausbildung, danach kannst du dich immer noch um so eine Aufgabe kümmern. Vielleicht hast du ja auch diese Begabung. Du weißt, dass ich bereits zu seinen Lebenszeiten nicht viel davon gehalten habe, laufend so viele Menschen hier auf dem Hof anzutreffen." „Aber hat Opa denn nicht auch vielen Menschen helfen können?" „Das schon, aber es hatte ja an manchen Tagen hier etwas wie von einem Wallfahrtsort. Und ständig die vielen Menschen, denen geholfen werden sollte.

Und da mein Vater keine Sprechzeiten hatte, kamen die Menschen auch am Sonntag. Mit einer wirklichen Ruhe für uns alle hatte das nichts mehr zu tun. Das Heilen der Menschen ist sicherlich für ihn und die Besucher wichtig gewesen. Nur sollte dann auch unsere Privatsphäre gewahrt bleiben. Du weißt, ich hatte aus diesem Grund öfters mit ihm Meinungsverschiedenheiten. Was steht denn überhaupt in diesem Buch? Der Titel ist ja kaum zu entziffern." „Es hat scheinbar mit den Leben der Menschen zu tun. Der Titel lautet: Schule der … Ich habe erst die Einleitung und ein Kapitel gelesen", antwortete sie." „Dann lies mal weiter und erzähle mir, was darin steht." Sie gab ihr das Buch zurück. „So, und nun muss ich mich um das Abendessen kümmern." Mit diesen Worten eilte ihre Mutter in die Küche zurück. Somit blieb sie in ihrem Zimmer allein zurück und setzte sich auf ihr Sofa, das vor dem Fenster zum Hof stand. Luisa war noch etwas aufgewühlt. Hatte sie doch heute das Buch mit der persönlichen Nachricht ihres Opas gefunden. War es Zufall oder hatte ihr Opa zu Lebzeiten bereits gewusst, dass sie in dem Schrank das Buch finden sollte. Aber konnte er denn wissen, dass seine Mappe nach seinem Tod in dem Schrank abgelegt wurde? Wahrscheinlich hatte er geahnt oder gewusst, dass sie Luisa, sich weiter mit der Welt und ihren Lebewesen und Gegenständen beschäftigen würde. Jedenfalls blieben diese Fragen wohl für immer unbeantwortet. Ob das Buch auch noch Auskunft über die Möglichkeit zu heilen geben sollte? Sie wollte jedenfalls das Buch in der vorgegebenen Reihenfolge lesen. Und auch eine Struktur war in diesem Buch bereits vorgegeben. Alles hatte mit einer Erklärung zu dem allgemeinen Leben des Menschen angefangen und danach war auf den freien Willen eingegangen worden. Wie sollte es denn jetzt weiter gehen?

Nach dem Abendessen ging sie wieder in ihr Zimmer zurück. Sie holte das Buch aus ihrer Schreibtischschublade und setzte sich in ihren Ohrensessel. Diesen alten Ledersessel hatte bereits ihr Großvater besessen. Oft hatte er darin gesessen und gelesen. Luisa schlug das Buch auf. Die Überschrift auf der nächsten Seite lautete:

Das Ich oder der Egoanspruch des Menschen

Der Mensch wird als recht hilfloses Wesen auf dieser Welt geboren. Die Eltern haben die Aufgabe, ihr Kind in seiner Entwicklung zu unterstützen und zu fördern. In der Entwicklung des jungen Menschen ist es sehr wichtig, dass das Kind sich als selbstständiges Wesen erkennt und somit "Ich" zu sich sagen kann. Es ist vorgesehen, dass alle Menschen diesen Lebensweg durchlaufen. Der Schöpfung geht es darum, dass jedes inkarnierte Wesen sich selbst erkennt. Der erste Schritt hierzu ist die Entwicklung des Ichs bzw. des Egoanspruches. Gepaart mit dem freien Willen sind somit vielfältige Erfahrungen in dieser gegenständlichen Welt möglich.

Hinter der Seite befand sich noch ein weiteres Blatt. Hier hatte ihr Opa wieder einige Anmerkungen gemacht.

Inkarniertes Wesen. Ein geistiges Wesen wird als Mensch auf der Welt geboren. Es inkarniert somit.

Jeder Mensch ist ein geistiges Wesen.

Die Schöpfung ist das Unbegreifliche und Unvorstellbare. Viele Menschen bezeichnen die Schöpfung auch als Natur oder Gott.

Sie dachte nach. Demnach müsste ich genau wie alle anderen Menschen ein geistiges Wesen besitzen. Das würde dann aber auch bedeuten, dass alle Menschen nicht ursprünglich von dieser Welt sind. Luisa schaute auf. Im Licht der Leselampe sah sie ihr Spiegelbild im Fenster. Ich sehe mein Spiegelbild, weil ich zurzeit auf dieser Welt bin. Wenn das wirklich alles so stimmt, dann stellt sich die Frage: Woher komme ich dann? Alles auf der Welt hat scheinbar eine Ursache und eine Wirkung. Wenn ich also bereits vor dem Leben auf der Erde als Geistwesen lebte, stellt sich zusätzlich die Frage: Wer bin ich wirklich? Ob mir das Buch noch Antworten auf diese Fragen liefern wird? Luisa hatte den Eindruck, dass sich hinter einer beantworteten Frage gleich mindestens zwei weitere Fragen auftaten. Schade, dass ihr Großvater bereits verstorben war. Sie hätte ihm am liebsten alle Fragen gestellt, die sie so beschäftigten. Sicherlich hätte er auch viele Antworten gewusst. Für heute hatte sie genug gelesen und legte die Mappe mit ihrem Buch in den Schreibtisch zurück. Und kurze Zeit später war sie tief und fest in ihrem Bett eingeschlafen.

Gegen 08:00 Uhr stand Luisa gewöhnlich auf. Jedenfalls dann, wenn sie nicht in die Schule musste. Und da gerade die Osterferien angefangen hatten, konnte sie sich den Luxus erlauben, später aufzustehen. Ihre Mutter hatte den Frühstückstisch in der Küche bereits gedeckt. Natürlich nicht für ihren Sohn, der erst gegen 11:00 Uhr ausgeschlafen hatte. Ihr Vater war Milchbauer und somit bei jedem Frühstück um diese Uhrzeit anwesend. Und so frühstückten die drei gemeinsam. Oftmals war ihr Bruder ein Thema bei den morgendlichen Gesprächen. Ihre Eltern machten sich schon Sorgen, wie es wohl mit ihm weitergehen sollte. Luisa war irgendwie genau das Gegenteil von ihrem Bruder. Und warum das so war, warum sie eine ganz andere Entwicklung als er genommen hatte, war für alle ein Rätsel. Ob es wohl mit dem freien Willen zusammenhing?

Nach dem Frühstück machte sie sich auf den Weg zu ihrem Lieblingsplatz, der an einer Bergwiese lag. Dort stand eine alte Bank, die irgendjemand einmal aufgestellt hatte. Natürlich nahm sie auch das Schmetterlingsnetz sowie ihre Mappe mit dem Buch mit. Heute sollte die Temperatur sogar bis auf 20 Grad steigen. Und das wollte sie natürlich nutzen. Ihr Rucksack war schnell gepackt. Und mit einer kleinen Brotzeit und genügend Wasser hatte sie alles dabei, um gut für die Wanderung gerüstet zu sein.

Der Weg führte sie erst einmal bergauf. Und je höher sie kam, umso mehr nahm sie die unterschiedlichen Gerüche aus der Umgebung wahr. Die frisch geschlagenen Baumstämme verströmten einen bestimmten holzigen Duft, der für sie kaum mit Worten zu beschreiben war. Luisa verband mit diesem Geruch jedenfalls etwas sehr Angenehmes. An einer anderen Stelle hatte sie einen erdigen Geruch im Wald wahrgenommen. Und so ging es immer weiter, bis sie auf ihrer Bergwiese angekommen war. Hier waren die letzten Schneeflecken bereits verschwunden und einige Blumen waren dabei, ihre Blüten zu entfalten. Luisa setzte sich auf die Bank, trank einen Schluck Wasser und nahm das Buch ihres Opas aus der alten Mappe. Die Sonne schien schon recht warm, auch wenn es erst gegen 10:00 Uhr sein musste. Sie hatte ihre Uhr heute vergessen, was aber wiederum auch nicht so wichtig war. Denn sie hatte ja Ferien und somit Zeit. Luisa merkte einen leichten Windstoß auf ihrem Gesicht und hielt nochmals kurz inne. Die Natur erwachte auch hier weiter oben im Mittelgebirge. Und die Empfindung, die sie hier immer wieder spürte, und das unabhängig von den Jahreszeiten, waren eine tiefe Freude und ein Gefühl des Glücks. Sie nahm wortwörtlich das Leben wahr. Und so saß sie einige Zeit auf der Bank ohne etwas zu tun, abgesehen davon, dass sie die Natur beobachtete. Sie verspürte keinen Druck, irgendetwas Bestimmtes in einer bestimmten Zeit zu erreichen. Auch nicht den Wunsch, das Buch in einem Mal durchzulesen. Obwohl sie natürlich neugierig war, wie es wohl weiter ging. Hier oben schien der Druck von dieser Welt, ob es nun die Schule oder der Sportverein war, nicht vorhanden zu sein. Hier konnte sie einfach nur sein und bewusst das Leben wahrnehmen.

Nach einiger Zeit nahm Luisa ihr Buch und las weiter.

Die Wahrnehmung

Die Wahrnehmung des Menschen geschieht in der gegenständlichen Welt über die fünf Sinne. Hierzu gehören das Sehen, das Hören, das Riechen, das Schmecken sowie das Fühlen. Jeder Mensch erhält hierdurch die Möglichkeit sein Leben intensiver zu erleben. Es ist recht einfach, diese bereits angeborenen Sinne zu nutzen. Jedoch können bei einigen Menschen diese Sinne teilweise oder in ihrer Gesamtheit in Vergessenheit geraten. Der Grund liegt darin, dass diese Sinne nicht mehr im Leben des Menschen Verwendung finden. Von daher ist es für diese Menschen notwendig und ratsam ihre Sinne wieder neu zu entdecken.

Das Sehen

Es mag wohl sein, dass die meisten Menschen sehen. Nur mit dem allgemeinen Sehen ist nicht unbedingt auch die Wahrnehmung des Gesehenen verbunden. Sie kann sehr oberflächlich sein. Ein wirklich Sehender wird auf einer Wiese die Gesamtheit der Natur sowie auch einzelne Blumen, Gräser, Insekten und Käfer nicht nur sehen, sondern auch wahrnehmen können. Somit können die sichtbaren Bestandteile unserer Welt oder dessen kleiner Ausschnitt, der gerade betrachtet wird, auch wirklich zur Wahrnehmung werden.

Luisa überlegte kurz. Könnte diese Aussage auch für den Winter stimmen? ‚Oh, ja', dachte sie. Denn sie hatte bereits entdeckt, wie unterschiedlich die Schneeflocken und somit die Schneekristalle geformt waren. Bei Sonnenschein reflektierten die Schneekristalle das Sonnenlicht. Und so glitzerte der Schnee in vielen verschiedenen Farben.

Das Hören

Auch dieser Sinn kann sehr gut in der Natur wahrgenommen werden. Sei es an einer Meeresküste dem Rauschen der Wellen zuzuhören, oder den Bäumen, die sich im Sommerwind bewegen. Auch die vielen unterschiedlichen Vogelstimmen zu hören, zeigen, wie wichtig dieser Sinn für den Menschen ist. Durch bewusstes Training kann auch das Gehör weiter ausgebildet werden. Hilfreich hierbei ist auch das Hören von Musik. Besonderes angeraten werden das Hören von Mozartkompositionen und die Werke von Bach.

Das Riechen und das Schmecken

Diese Sinne finden leider bei immer mehr Menschen immer weniger Verwendung. Besonders auf einer Frühlingswiese oder einem botanischen Garten sind die unterschiedlichen Gerüche von Blumen und Gewächsen zu entdecken. Im Sommer kann der Spaziergänger das Aroma von Beeren oder anderen Früchten genießen. Ein Weintrinker erfreut sich an der Farbe, dem Geruch und dem Geschmack des Weines gleichermaßen.

Sie dachte nach. In der heutigen Zeit gab es sehr oft künstliche Aromen und Geschmacksverstärker in den Lebensmitteln. Und das führte sicherlich auch dazu, dass die Menschen gar nicht mehr wussten wie eine Gartenmöhre oder Gartengurke schmeckte. Alles war auf Massenproduktion ausgerichtet. Auch die Fast-Food-Anbieter hatten vornehmlich das schnelle Geschäft mit recht schnell zu fertigenden Produkten im Sinn. Auf der anderen Seite waren die Gäste in Eile und verblieben nur kurze Zeit. Mit einer wirklichen Wahrnehmung des Essens hatte das nichts mehr zu tun. Und auch sie fragte sich, inwieweit sie immer bewusst aß. In Schulpausen war das schon nicht mehr möglich, weil sie sich oft von anderen Mitschülern ablenken ließ. Nun gab es noch einen weiteren Sinn:

Das Fühlen

Der Mensch hat die Möglichkeit zu fühlen. Das ist möglich aufgrund des Körpers. Auf der Haut kann der Mensch die Sonnenstrahlen, den Wind und natürlich noch weitere Berührungen fühlen. Zusätzlich verfügt er aber auch über die Möglichkeit Empfindungen zu haben. Diese Empfindungen geschehen über feinstoffliche Kanäle. Ein Mensch, der einem wohlgesonnen ist, hat immer eine andere Ausstrahlung als ein Mensch, der etwas Böses im Schilde führt. Es gibt für den Leser eine Möglichkeit bzw. ein kleines Experiment, die Wirkung von ausgesandten Energien selbst zu überprüfen. Begeben sie sich unter Menschen. Suchen sie sich einen Menschen aus, der in einigen Abstand vor Ihnen läuft, und schauen bzw. starren sie ihm auf den Nacken. Nach kurzer Zeit wird er sich umschauen.

Übung zur Wahrnehmung

Setzen sie sich auf eine Bank. Das kann in einer Stadt, in einem Park oder in der Natur sein. Nehmen sie sich 15 Minuten Zeit. Beobachten Sie ihre Umwelt. Was nehmen Sie wahr? Nehmen Sie mit allen Sinnen wahr? Was fühlen oder empfinden Sie? Sie benötigen für diese Übung kein Ziel. Wiederholen Sie die Übung am gleichen Ort nochmals. Nehmen Sie noch die gleichen Dinge wahr?

Luisa legte das Buch zur Seite. Wenn sie auf ihrer Bank saß und die Wiese oder den Waldrand beobachtete, empfand sie so etwas wie ein Gefühl von Freiheit. In der Stadt war es eher ein Gefühl von Enge und Unfreiheit. Sie hatte einmal einen aggressiven Jugendlichen in der Straßenbahn beobachtet. Von ihm war etwas Gewalttätiges ausgegangen. Das hatte sie damals so empfunden. Obwohl es zwischen ihr und ihm einen großen Abstand gegeben hatte. Und natürlich hatte sie auch Angst gehabt, was wohl mit Enge gleichbedeutend war. Der Mensch war scheinbar doch umfassender konzipiert, als sie bisher angenommen hatte. Wenn es also stimmte, dass man als ein Geistwesen in einem Körper auf dieser Erde war, dann war das vielleicht auch eine Erklärung dafür, solche Empfindungen zu haben. Eine wirkliche Wahrnehmung des Lebens hatte auch immer mit der Zeit zu tun. Sobald es jemand eilig hatte oder im Stress war, war seine Wahrnehmung eingeschränkt, wenn nicht sogar weitgehend blockiert. Genau genommen war es gerade in der Natur möglich, alle Sinne zu leben und somit sein Leben zu erleben. Dazu musste man aber auch zur Ruhe kommen und sich Zeit lassen. Alles das, was sie über die Wahrnehmung gelesen hatte, stimmte aus ihrer Sicht. Nur welche Möglichkeiten der Wahrnehmung hatten die Menschen, die in einer Stadt wohnten? Zwischen Häuserfluchten und Straßen war es ungemein schwerer, seine Wahrnehmung zu erhalten und zu trainieren. Wirklich schöne Räume gab es in den Städten selten. Immerhin gab es noch Grünflächen, botanische Gärten oder auch Friedhöfe. Dort war man der Natur schon näher als in der Wohnung. Die Friedhöfe waren für Luisa bisher jedenfalls nicht interessant gewesen, auch wenn dort oft alte Bäume standen, die eine bestimmte Anziehungskraft auf sie ausübten. Möglich war es sicherlich auch dort, Wahrnehmungen zu haben. Auch wenn diese nicht so umfangreich waren wie in einer freien Landschaft. Aber immerhin gab es ja auch noch die Möglichkeit, selbst in die Naturgebiete zu gehen bzw. zu fahren.

Sie schlug nochmals ihr Buch auf. Ihr Opa hatte noch eine Notiz auf der Seite hinterlassen. Sie lautete:

Ein Leben ohne die Wahrnehmung der eigenen Person und der Welt ist ein verlorenes Leben. Die meisten Menschen sind jedoch dabei, zu vergessen, dass sie diese Möglichkeiten besitzen.

Nun hatte Luisa erst einmal genug gelesen. Sie ließ ihr Buch in ihrem Rucksack verschwinden und ergriff ihr Schmetterlingsnetz. Auf alle Fälle war es heute ein Versuch wert, sich auf die Jagd zu begeben. Natürlich stand für sie im Vordergrund, einen Falter oder ein anderes Lebewesen nicht unnötig in Gefahr zu bringen. Und so machte sie sich auf die Suche nach dem Aurorafalter. Nur fand sie ihn heute nicht. Dafür hatte sie aber bei den gelben Zitronenfaltern mehr Glück. Nachdem sie das Netz erfolgreich über einen gelben Falter geschlagen hatte, konnte sie ihn in Ruhe betrachten. Hatte dieser die Flügel zusammengeschlagen, konnte sie feine Adern auf den Flügeln erkennen. Bei aufgeschlagenen Flügeln trat die gelbe Farbe natürlich noch besser in Erscheinung. Es war ein recht großer Schmetterling, der zu der Klasse der Weißlinge gehörte. Das hatte Luisa in einem Buch bereits nachgelesen. Sie war damals sehr überrascht gewesen wie viele Schmetterlinge es allein in ihrer Umgebung gab. Jedenfalls nahm Luisa ihr Zeichenbuch mit ihrem Bleistift zur Hand, um den Schmetterling bestmöglich abzuzeichnen. Ihr Großvater hatte es ihr so beigebracht. Damit hatte sie schon früh ihre Beobachtungsgabe trainiert und besaß eine große Sammlung von selbst gezeichneten Bildern.

Gegen Mittag schlug sie das Buch wieder auf. Es folgte eine Seite mit der Überschrift:

Der Verstand

Jeder Mensch wurde für seine Reise durch die Welt mit einem Verstand ausgestattet. Der Verstand hilft dabei, die gemachten Wahrnehmungen in der Erinnerung festzuhalten. Auch wird es durch den Verstand möglich, zu forschen, Zusammenhänge zu erkennen und alle gemachten Erfahrungen zu katalogisieren. Erfahrungen werden in aller Regel in gut oder schlecht aufgeteilt. Gefühle kennt der Verstand jedoch nicht. Alles wird aus seiner Sicht rational betrachtet. Und aus der Sicht des Verstandes sollte alles im Leben einen Nutzen haben, einen Vorteil oder einen Gewinn bringen. Bei den Menschen in der westlichen Welt nimmt der Verstand eine führende Rolle ein. Wichtig ist es für alle Menschen einen Mittelweg zu finden, um somit Verstand und Gefühl in Einklang zu bringen.

Auf dem Rückweg beschäftigte Luisa sich in Gedanken nochmals mit dem Text, den sie auf ihrer Lieblingsbank gelesen hatte. Alle Sinne zu leben und mit diesen wahrzunehmen, war bei einem Spaziergang durch die Natur am einfachsten möglich. Wichtig dabei war, dass man sich Zeit ließ. Auch war es für sie interessant, Bäume zu berühren, um zu spüren, wie sich die Baumrinde anfühlte. Wenn Luisa nur ihrem Verstand trauen würde, dann hätte das Berühren und Innehalten keinen wirklichen Nutzen. Unterschiedliche Erfahrungen waren nur mit einer Offenheit gegenüber den Menschen, den Dingen und der Welt möglich. Und diese Offenheit konnte der Verstand schon recht einschränken. Jedenfalls, wenn man das zuließ. Nicht alles im Leben musste somit einen Nutzen oder Vorteil bringen. Es ging darum, das Leben als Abenteuer zu erleben. Auf ihren Wanderungen hatte sie immer wieder viele Wildtiere getroffen und beobachten können. Die Begegnung mit Rehen, Füchsen oder Wildschweinen hatte immer wieder etwas Besonderes für sie gehabt. Und alle diese Tiere hatten ihre eigene Wahrnehmung, eigene Gedanken und eigene Gefühle. Und somit auch ihre eigene Weltsicht. Der Unterschied zum Menschen lag wohl darin, dass der Mensch einen eigenen Willen hatte. Tiere hatten dafür ihren Instinkt. Insgesamt war es für Luisa schon sehr spannend, wie viele verschiedene

Lebewesen sich auf der Welt aufhielten. Und mit ihrem Dasein hielten sie einen Kreislauf am Leben, der für die gesamte Welt von Bedeutung war. Nur der Mensch hatte aufgrund seines freien Willens entscheidend in die Kreisläufe eingegriffen. Das Ergebnis war bereits heute immer stärker wahrnehmbar. Die Pole begannen zu schmelzen und ließen mit der Zeit die Meereshöhe um bis zu 60 cm ansteigen. Das hatte aber auch Einfluss auf die Meeresströmungen bis hin zum Golfstrom, der vor Irland endete. Auch hier waren in der Vergangenheit bereits höhere Meerestemperaturen gemessen worden, was wiederum auch auf die Lebewesen in den Meeren von Bedeutung war. Und da alles auf dieser Welt in einem Regelkreislauf verlief, hatte jede noch so kleine Veränderung große Auswirkungen auf den gesamten Planeten.

Was war zu tun? Gab es auch für sie Möglichkeiten, Einfluss zu nehmen? Das alte Buch gab in dieser Angelegenheit vielleicht keine Hilfe. Es war sicherlich so an die 100 Jahre alt, und damals war dieses Problem wohl gerade erst am Entstehen. Wenn die Menschen nur dazu kommen könnten, selbst wahrzunehmen. Dann würden sie auch anders mit sich, den anderen Menschen, der Natur und dieser Welt umgehen. Somit lag einer der Schlüssel, diese Welt zu retten, in der persönlichen Wahrnehmung. Luisa fiel mal wieder ihr Bruder ein. Der hatte diese Wahrnehmung bereits verloren und saß jetzt sicherlich wieder vor seinem Computer. Aber Interesse an dieser Welt und seinen persönlichen Anteil daran, wie es weitergehen sollte, hatte er nicht. Und wenn die Mehrzahl der Menschen auf dieser Welt genauso dachten und vorgingen, dann ließ die Zukunft nichts Gutes erwarten. Es gab ja den freien Willen des Menschen. Jeder konnte selbst entscheiden, welche Schwerpunkte er in seinem Leben setzte. Da gab es Menschen, die sich recht egoistisch gegenüber anderen verhielten und ohne Rücksicht auf Verluste ihr Leben lebten. Und diese Erde und Mitmenschen interessierten nur aus Verdienstgründen. Und solche Menschen hatten ihre Wahrnehmung und somit die Verantwortung für diese Welt bereits vergessen. Ohne Wahrnehmung gab es keine Verantwortung und keine Erkenntnis. Und ohne Erkenntnis war eine Rettung der Welt schwer oder gar nicht möglich. Luisa war selbst überrascht von diesem Gedankengang. War das etwa diese innere Weisheit, die sie zu dieser Feststellung geführt hatte? Aber vielleicht gab das Buch noch weitere Informationen in diesem Zusammenhang. Bisher fand sie das Buch schon interessant, auch wenn es eher in einem etwas alten Schreibstil geschrieben war. Nun kam es sicherlich auch auf den Inhalt und die darin gemachten Aussagen an. Luisa dachte oft an ihren weisen Großvater. Sicherlich war er als junger Mensch genauso wie sie an sich selbst und den Dingen dieser Welt interessiert gewesen. Und irgendwann im Alter hatten die Menschen angefangen, ihn als weise zu bezeichnen. Er selbst war da aber ganz anderer Meinung gewesen. Und der Kult um ihn, als Heiler und Ratgeber zu gelten, hatte ihn manchmal auch wütend gemacht. Oftmals musste er Menschen auch wieder wegschicken, die meinten er könnte als ihr Meister zur Verfügung stehen. Jedenfalls vertrat ihr Großvater immer die Auffassung, dass alle Menschen ein eigenständiges und somit eigenverantwortliches Leben leben sollten. Er hatte sich Zeit Lebens immer als ganz normaler und einfacher Mensch bezeichnet, der seiner Lebensaufgabe gefolgt war. Wie ein Tischler oder Gärtner hatte er eben diese Aufgabe übernommen. Auch wenn er es nicht gerne gehört hatte. Luisa empfand ihn zu Lebzeiten auch als sehr weise. Er hatte auf alle Fragen des Lebens immer eine Antwort gehabt. Und dabei war er freundlich und im wahrsten Sinne des Wortes menschlich geblieben. So etwas wie Hochmut oder Überheblichkeit gegenüber anderen Menschen hatte sie bei ihm nie erlebt. Er war eben zu Lebzeiten ein wirkliches Vorbild gewesen. Und nach wie vor beschäftigte sie auch die Frage, wie es denn möglich war, eine Heilerin zu werden.

Am nächsten Morgen stand Luisa früh auf, sattelte ihr Pony und ritt langsam zu einem See in der Nähe ihres Elternhauses. Dort hatte sie unter einer alten Linde einen weiteren Lieblingsplatz mit einer guten Sicht auf den See. Auf den uralten Wurzeln ließ es sich sehr gut sitzen und Hansi hatte an der angrenzenden Wiese genug zu fressen. Natürlich hatte sie auch das alte Buch dabei. Ihren Zeichenblock und das Schmetterlingsnetz hatte sie heute im Bauernhaus zurückgelassen. Und so setzte sie sich auf die knochige Wurzel der Linde und beobachtete den See. Ein paar Wildenten waren auf der gegenüberliegenden Seite gerade unterwegs und ein kleiner Biber war eifrig mit einem Baumstamm beschäftigt. Die Wasseroberfläche war sehr glatt, da heute Morgen kein Wind wehte. Wie oft sie nun hier bereits gesessen hatte und immer wieder hatte sie andere Beobachtungen und Eindrücke gewonnen. Nach einiger Zeit schlug sie das Buch auf. Die nächste Überschrift lautete:

Intuition oder die innere Stimme

Jeder Mensch verfügt neben seinem Verstand auch über eine sogenannte „innere Stimme". Manche Menschen tun diese als Zufall ab. Andere wiederum bezeichnen sie als Intuition. Aber was ist nun diese Intuition? Haben Sie als Leser ihre innere Stimme oder Intuition bereits erlebt? Wenn ja, was war es für ein Erlebnis? Wenn nein, dann überlegen sie. Jeder Mensch ist in seinem Leben mit dieser Einheit in irgendeiner Weise in Berührung gekommen. Diese innere Weisheit zeigt Ihnen in bedrohlichen Situationen, aber auch in alltäglichen Angelegenheiten eine Lösung auf. Sie haben natürlich auch in diesem Zusammenhang einen freien Willen, ihr zu folgen oder es sein zu lassen. Ihr Verstand mag Ihnen andere rationalere oder naheliegende Lösungen vorschlagen. Diese Intuition lässt sich nicht beweisen, aber sie wird sich erweisen. Sie ist eine Schutzfunktion in ihnen. Manche Menschen haben sich in Lebensgefahr befunden und eine überraschende Rettung gefunden. Oder sie sind einem Unfall aus dem Weg gegangen, weil sie kurzfristig ihre Reise oder Fahrtrichtung geändert hatten. Luisa überlegte. Hatte sie schon einmal so ein Erlebnis gehabt? Oder hatte ihr Opa nicht mal von einem solchen Erlebnis in seinem Leben erzählt? Ihr fiel aber hierzu nichts ein. Jedenfalls sollte es nach dem Buch diese innere Stimme oder innere Weisheit geben. Vielleicht waren es auch bestimmte Gedankengänge, die dazu führten, eine Entdeckung zu machen oder eine Empfindung zu haben. Es musste sich ja nicht gleich um eine lebensbedrohliche Situation handeln. Luisa fiel wieder die Situation auf dem Dachboden ein. Ohne das Schmetterlingsnetz hätte sie nicht den Schlüssel gefunden und ohne den Schlüssel hätte sie den Schrank nicht aufgeschlossen. War das nun ein Zufall oder war es eine Folge ihrer inneren Weisheit gewesen? Vielleicht war es auch die innere Weisheit ihres Großvaters gewesen, die ihn dazu geführt hatte, an Luisa eine persönliche Nachricht zu schreiben. Das würde dann natürlich auch bedeuten, dass es eine übergeordnete Instanz gab, die beide Begebenheiten miteinander verknüpft hatte. Und somit musste ihr Großvater damals gar nicht in die Zukunft gesehen haben. Er war wahrscheinlich sicher gewesen, dass sie, zu dem richtigen Zeitpunkt das Buch mit der Nachricht finden musste.

Sie spürte einen leichten Wind in ihrem Gesicht. Auch das Wasser schien nun in eine leichte Bewegung zu geraten. Eine Entenfamilie war gerade dabei, einen Ausflug zu machen. Die kleinen Enten folgten mit einem leisen Geschnatter ihrer Mutter und verschwanden mit ihr im Schilf. Die Sonne strahlte an diesem Morgen mittlerweile stärker. Und einige der Sonnenstrahlen fanden den Weg bis zu Luisa unter die Linde. Um Hansi musste sie sich keine Sorgen machen. Das Pony freute sich über die Freiheit und die vielen Kräuter, die es zu finden gab. Es war sehr zutraulich und bisher noch nie weggelaufen. Somit konnte Luisa in Ruhe weiterlesen.

Die göttliche Einheit des Menschen

Natürlich stellt sich für den Leser die Frage, wie es möglich ist, diese vorgenannte innere Stimme oder innere Weisheit zu hören. Woher kommt sie? Ist sie Teil des Körpers? Genaugenommen sind sie ein Geistwesen, das einen materiellen Körper besitzt. Dieses Geistwesen hat wie alles auf dieser Welt einen Ursprung. Und da sie ein Teil dieses Ursprungs sind, haben sie eine göttliche Einheit in sich. Diese wird als Selbst oder als Seele bezeichnet. Da beide Begriffe bisher in der Geschichte und den Religionen sehr unterschiedlich und widersprüchlich dargestellt wurden, bleiben wir in diesem Buch bei dem Begriff der göttlichen Einheit. Genau genommen sind Sie bereits ein Teil Gottes. Sie unterschieden sich in diesem Zusammenhang nicht von einem anderen Menschen, der sich auf dieser Welt bisher aufgehalten hat bzw. hier lebt. Den meisten Menschen ist das jedoch nicht bewusst. Zusätzlich haben die Religionen dafür gesorgt, dass man als Mensch eine Unterwürfigkeitshaltung einzunehmen hat. Scheinbar ist ein Gott weit weg und hält sich irgendwo im Universum auf. Dabei ist er jedem Menschen näher, als deren Atem ihnen ist. Wenn Sie nun eins mit dieser Göttlichkeit werden, dann hören Sie Ihre innere Stimme bzw. empfangen diese als Intuition. Sie mögen diese gemachten Aussagen ablehnen und als unwahr abtun. In den vielen Jahren nach der Geburt von Jesus haben sich viele unterschiedliche Religionen gebildet. Alle erheben den Anspruch die einzig richtige und somit wahre Religion zu sein. Durchbrechen Sie dieses Muster. Jeder Mensch auf dieser Welt hat den gleichen göttlichen Kern in sich und das unabhängig irgendeiner Religion. Aber selbst wenn sie diesen Gedankengang ablehnen, folgen sie der

Übung, die sie näher zu sich selbst bringt. Gott erwartet sie. Es gibt keinen Grund, warum sie persönlich es nicht wert sein sollten, sich an ihn direkt zu wenden.

Luisa überlegte. Wenn das so stimmte, dann war ja der jeweilige Staatspräsident oder auch ein Musikstar auf der gleichen Ebene wie jeder andere Mensch. Und das galt natürlich auch für die höchsten Würdenträger der Religionen. Aber die Gläubigen sahen in diesen Menschen oft, dass diese, näher bei Gott waren, als sie selbst. Und bei den Musikstars war es der Erfolg, der so beeindruckend auf die Menschen wirkte, sodass sie den Wunsch hatten, genauso erfolgreich zu sein oder werden zu können. Scheinbar hatten die Menschen unterschiedliche Aufgaben in ihrem Leben, so wie sie es auch am Anfang des Buches gelesen hatte. Und jede Aufgabe sollte gleichwertig sein. Ob nun Arbeiter, Gärtner, oder Kirchenvertreter, alle waren demnach gleich. Nur die jeweilige Aufgabe auf dieser Welt schien unterschiedlich zu sein. Vielleicht war das auch der Grund warum sich ihr Opa als Heiler und Ratgeber, in diesen Zusammenhang nie über andere Menschen gestellt hatte. Hochmütige Menschen hätten aufgrund ihrer Position sicherlich andere Menschen als dumm, unwissend und krank abgetan. Zeitlebens hatte er immer etwas gegen diese unmenschliche Eigenschaft gehabt und sie als dumm sowie völlig überflüssig bezeichnet. Und was sollte das für eine Übung sein? Das wollte sie gleich nach ihrer Rückkehr nachlesen. Sie legte das Buch zurück in die alte Mappe. Luisa ließ einen kurzen Pfiff ertönen und Hansi kam kurz darauf angelaufen. Es war ein weißes Pony mit einigen schwarzen Flecken, um das sie von vielen ihrer Freundinnen beneidet wurde. Sie streichelte Hansi über die Stirn und seine Mähne. Danach setzte sie sich wieder in den Sattel und ritt noch ein Stück am Ufer des Sees entlang. In der näheren Umgebung konnte sie auf einige Berge des Mittelgebirges schauen. Es war eine atemberaubende Aussicht, die die Schönheit dieser Welt wiedergab. ‚Ich hatte wirklich Glück, dass ich hier geboren wurde', dachte sie. Ob es denn auch vorbestimmt war, wo man geboren wird? Wenn das mit der inneren Weisheit schon dazu geführt hatte, das Buch zu finden, dann war es doch recht naheliegend, dass die Familie und der Geburtsort nicht zufällig waren. Ihr Opa hätte sicherlich hierzu etwas sagen können. Da sie ihn nicht mehr fragen konnte, war sie nun auf ihre innere Weisheit und das Buch angewiesen. Ob es denn auch möglich war, selbst also ganz bewusst mit der inneren Weisheit in Kontakt zu treten?

Gegen Mittag kam Luisa wieder auf den Hof zurück. Zuerst sattelte sie Hansi ab und rieb sein Fell mit Stroh trocken. Danach gab es für ihr Pony etwas Heu. Heute Nachmittag hatte man ein Unwetter angesagt. Und somit blieb Hansi im Stall. An den meisten Tagen im Sommer war er auf einer Wiese, die gleich hinter den Ställen lag. Und um 13:30 Uhr gab es heute Mittagessen. Ihre Mutter hatte bereits eine Hühnersuppe gekocht, die sie nur noch einmal warm machen musste. Sie ließ sich Zeit mit ihrer Suppe und aß zum Nachtisch noch eine kleine Schüssel Quarkspeise. Nach gut 40 Minuten ging sie in ihr Zimmer und nahm nochmals ihr Buch zur Hand. Der nächste Abschnitt lautete:

Die Stille

Eine Möglichkeit mit der beschriebenen göttlichen Einheit bewusst Kontakt aufzunehmen, geschieht über den Weg der Stille. Der tägliche Tagesablauf, der durch die Schule, das Studium oder den Beruf bestimmt wird, kann dazu führen, diese Instanz in sich zu vergessen und somit nicht mehr wahrzunehmen. Aber auch viele andere Aktivitäten können dazu führen, vor sich selbst bzw. dieser Instanz davonzulaufen. Beginnen Sie am besten täglich mit einer Zeit von max. fünf Minuten. Es geht auch nicht darum, jegliche Gedanken abzustellen. Versuchen Sie mal, jetzt zu diesem Zeitpunkt an nichts zu denken. Selbst wenn Sie daran denken, an nichts zu denken, denken Sie ja bereits an diesen Gedanken. Ihr Verstand ist der Einzige, der Sie nun noch davon abhalten kann, diese Übung durchzuführen.

Diese Übung ist für jeden Menschen gedacht, der das Kleinkindalter hinter sich gelassen hat. Sie werden ein wenig Übung benötigen. Mit der Zeit werden Sie diese Möglichkeit so verinnerlicht haben, dass Sie, egal wo Sie sich auf dieser Welt befinden, die Übung durchführen können. Um Kontakt mit Ihrer inneren Weisheit aufzunehmen, ist es gar nicht notwendig, an einem bestimmten Ort zu sein. Am Anfang sollten Sie einen Ort suchen, der Ihnen die Möglichkeit gibt, keine Störungen zu erleben und somit ruhig werden zu können. Es geschieht über die Stille, um zu seinem eigenen göttlichen Kern zu kommen. Das ist der Weg für alle Menschen. Lesen Sie die Übung mehrfach durch, bevor Sie die einzelnen Schritte selbst gehen.

Übung: Ein Weg, die innere Stimme/Weisheit hören zu können.

Beobachten Sie jetzt Ihren Atem. Atmen Sie ruhig oder atmen Sie zurzeit schnell? Wichtig ist es, dass Sie zur Ruhe kommen. Ein Mensch, der in Eile oder aufgewühlt ist, wird automatisch schnell atmen. Wenn Sie wirklich ruhig sind, dann wird sich Ihr Atem ebenso verhalten. Das sollte für Sie ein wichtiges Merkmal sein. Und Sie sollten die Übung erst beginnen, wenn Sie ganz ruhig atmen.

Setzen Sie sich auf einen Stuhl. Dieser Stuhl sollte eben stehen. Ihre Füße, mit oder ohne Schuhe, haben direkten Kontakt mit der Erde bzw. dem Boden des Raumes. Ihr Rücken sollte gerade aufgerichtet sein und Ihre Hände liegen nach oben geöffnet auf Ihren Oberschenkeln.

Lehnen Sie sich nicht an. Die Stühle haben meist eine gewölbte Rückenlehne. So ist die gerade Rückenhaltung nicht zu bewerkstelligen.

Und nun schließen Sie die Augen. Gehen Sie im Bewusstsein von Ihren Augen zum Anfang Ihrer Wirbelsäule. Von dort gehen Sie jeden einzelnen Wirbel Ihrer Wirbelsäule langsam herunter, bis Sie das Ende erreicht haben. Das Ende wird auch als Steißbein bezeichnet. Lassen Sie sich für diesen Weg Zeit und gehen Sie achtsam diesen Weg. Wenn Sie dort angekommen sind, dann lassen Sie sich mit Ihrem Bewusstsein in Ihr Hüftbecken fallen. Und dort bleiben Sie. Sie befinden sich nun in einem geschützten Raum in Ihrem Becken.

Was empfinden Sie? Nehmen Sie alle Eindrücke wahr, ohne Wertung. Hier können Sie SEIN. Sie müssen nichts erreichen, oder tun. Sie sind einfach nur, ihr eigener Beobachter. Vielleicht steigen einige Gedanken in Ihnen auf. Nehmen Sie diese und setzen Sie sie in Ihrer Vorstellung auf eine Wolke. Und senden Sie die Wolke in Ihrer Vorstellung weg.

Wenn es an der Zeit ist, werden Sie mehr erfahren. Erwarten Sie nichts. Eine Erwartungshaltung kann sehr störend wirken. Ihre innere Weisheit wird den Zeitpunkt selbst festlegen, wann Sie zu Ihnen spricht. Das kann über Worte, Bilder oder auch Träume geschehen.

Den Rückweg aus Ihrem Becken beginnen Sie dann am Steißbein und von dort gehen Sie achtsam in Ihrem Tempo die Wirbelsäule, Wirbel um Wirbel wieder hinauf. Am Anfang der Wirbelsäule angelangt gehen Sie mit Ihrem Bewusstsein wieder zu Ihren Augen und öffnen Sie diese. Und nun danken Sie, ob Sie etwas erlebt haben oder auch nicht. Wichtig ist, dass Sie danken und zwar dem, den Sie als das Höchste im Universum ansehen.

Wird die beschriebene Übung nach einiger Zeit des Übens mindestens einmal am Tag durchgeführt, so wird sich das Leben und Erleben jedes Menschen verändern. (max. zwölf Minuten) Dieser Weg ist der direkte und bewusste Weg mit seiner eigenen göttlichen Instanz in Berührung zu kommen. In der Zukunft wird diese Kontaktaufnahme für jeden Menschen, zu jedem Zeitpunkt in seinem Leben auf der Erde möglich und somit üblich sein. Gehen Sie Ihrer und der Zukunft dieser Weltentwicklung entgegen.

Luisa legte das Buch zur Seite. Also das war die Übung, die es ermöglichte mit seiner inneren Stimme oder inneren Weisheit Kontakt aufzunehmen. Aber wie verhielt es sich das mit der Wirbelsäule? Wo verlief sie genau und wie viele Wirbel besaß der Mensch überhaupt? Luisa suchte in ihrem Bücherregal nach ihrem Medizinbuch. Hier meinte sie vor einiger Zeit auch eine Falttafel zu dem Skelettaufbau des Menschen gesehen zu haben. Und richtig, sie fand am Ende des Buches verschiedene Klapptafeln. Darunter auch den Skelettaufbau. Sie schaute sich den Beginn, den Verlauf und das Ende der Wirbelsäule an. Interessant fand sie natürlich auch, dass durch diese der gesamte Körper stabilisiert wurde. Und somit nahm sie schon eine wichtige Rolle ein. Luisa fand das alles so interessant, dass sie sich vornahm, sich in Kürze ausführlicher mit dem Körper und seinen Abläufen zu beschäftigen. Aber wie sollte es jetzt mit der Übung klappen? Luisa fand zurzeit nicht die richtige Ruhe, um diese Übung selbst auszuprobieren. Und etwas unsicher und aufgeregt war sie auch. Zusätzlich klopfte es an ihrer Zimmertür. Und ohne ein „Herein" abzuwarten, steckte ihr Bruder Felix seinen Kopf zur Tür herein. Sie war etwas überrascht. Denn ohne einen Grund würde ihr Bruder sie nicht besuchen. „Oh, wie ich sehe hast du unser Medizinbuch auf deinem Schreibtisch. Was gibt es denn so Interessantes darin zu lesen?" „Alles in diesem Buch ist lesenswert. Aber was möchtest du denn wirklich?" „Ich habe gehört, dass du vor einigen Tagen ein altes Buch gefunden hast. Und ich möchte gerne auch mal nachlesen, was unser Großvater uns hinterlassen hat." „Das Buch kannst du gerne zu einem späteren Zeitpunkt haben. Ich muss es selbst erst einmal zu Ende lesen." „Und wie lange wird das noch dauern?" „Noch einige Tage, Felix". „Und worum geht es in diesem Buch?" „Um die Wahrnehmung der Welt und seines Lebens?" Felix sah etwas verwundert aus. ‚Was sollte denn an so einem Buch interessant sein? ', fragte er sich. „Dann sag mir bitte Bescheid, sobald du mit dem Buch fertig bist." Mit diesen Worten verschwand Felix wieder aus dem Türbereich ihres Zimmers. Luisa war froh, dass ihr Bruder wieder verschwunden war. Und eigentlich wollte sie ihm das Buch auch gar nicht geben. Er konnte sicherlich überhaupt nichts damit anfangen.

Sie nahm das alte Buch und schlug es auf, um sich nochmals die beschriebene Übung durchzulesen. Es schien gar nicht so schwer zu sein, die Schritte einzuhalten. Hinter dem Kapitel war noch ein weiteres Blatt in das Buch einlegt. Ihr Großvater hatte hier einige Notizen vermerkt. Luisa las:

Wichtig, immer wieder üben.

Nach einiger Zeit der Übung, die von Mensch zu Mensch unterschiedlich ist, wird die innere Weisheit immer mehr im täglichen Leben vernommen werden können. Die Vorbereitung hierzu ist die Stilleübung.

Es ist auch die Verbindung zu einer unbegrenzten Liebe und Weisheit.

Das Zeitgefühl während der Übung wird ein neues werden.

Geduld und Ausdauer sind notwendig.

Luisa war immer wieder überrascht davon, was ihr Großvater zusätzlich notiert hatte. Es waren seine persönlichen Erfahrungen im Umgang mit dem Buch. Ob er das Buch wohl an andere Menschen ausgeliehen und somit weitergegeben hatte? Wenn sich Luisa recht erinnerte, dann war er wohl sehr hilfsbereit gewesen. Jedoch hatte er einmal erwähnt, dass nicht jeder Mensch für diese Lebensthemen und die innere Weisheit bereit war. Es gab wohl so etwas wie ein Gesetz des Zeitpunktes. Und über bestimmte persönliche Erfahrungen in diesem Zusammenhang sollte besser geschwiegen werden. Denn sie waren schützenswert. Andere Menschen konnten die Erfahrungen oft nicht nachvollziehen und taten sie als Hirngespinste ab.

Sie schloss ihr Zimmer ab und wollte sicherstellen bei der Übung nicht überrascht und somit gestört zu werden. Luisa setzte sich auf einen Stuhl. Was hatte sie gelesen? „Du kannst dich auf einen Stuhl setzen, aber nicht anlehnen. Es ist wichtig, dass dein Rücken gerade und aufrecht bleibt. Deine Hände lege auf deinen Oberschenkeln ab. Die Innenseiten der Hände sind nach oben geöffnet. Nun schließe die Augen und gehe mit deinem Bewusstsein hinter die Augen an den Anfang der Wirbelsäule. Von dort gehe nun jeden einzelnen Wirbel deiner Wirbelsäule langsam herunter. Lass dir Zeit und gehe achtsam diesen Weg. Wirbel für Wirbel. Bis du das Ende der Wirbelsäule, das Steißbein erreicht hast. Wenn du dort angekommen bist, dann lass dich mit deinem Bewusstsein in dein Hüftbecken fallen." Luisa ließ sich in ihr Hüftbecken fallen. Obwohl sie sich mit ihrem Bewusstsein im Becken befand, kamen in ihr immer wieder Gedanken zu ihren Erlebnissen mit ihrem Großvater auf.

Was hatte das Buch empfohlen? Du kannst Gedanken, die sich in dir bilden, auch auf eine Wolke setzen und diese wegschicken. Luisa war hellwach, obwohl sie die Augen geschlossen hatte. Sie nahm sich selbst wahr. Sie beobachtete ihren Atem und auch ihren Herzschlag konnte sie gut hören. Es war etwas ungewohnt für sie, einfach nur in dieser Haltung zu sitzen und sich zu beobachten. Und je länger sie so da saß, umso ruhiger wurde ihr Atem, und ihr Herzschlag immer leiser. Sie empfand eine große innere Ruhe.

Den Zeitpunkt, die Übung zu beenden, setzte sie selbst. Sie ging wie bereits beschrieben aus dem Becken über die Wirbel zum Anfang der Wirbelsäule zurück. Wirbel für Wirbel ohne Eile in ihrem Tempo. Und dort dann zu den Augen. Nachdem sie gedankt hatte, schaute sie auf ihre Wanduhr. Dort waren gut sechs Minuten vergangen. Luisa kam es vor, als ob eine viel längere Zeit vergangen wäre.

‚Diese Übung gibt mir die Möglichkeit, aus meinem alltäglichen Tagesablauf einfach mal auszusteigen', dachte sie. Und zusätzlich war es für mich spannend, diese Erfahrung gemacht zu haben. Meine Wahrnehmung und Offenheit mir selbst gegenüber wird wohl eine andere werden. Jedenfalls wollte sie sich täglich für diese Übung einige Zeit einplanen. Und wenn bereits fünf Minuten am Tag am Anfang ausreichen, dann war das sicherlich nicht sehr schwer zu bewerkstelligen. Für heute hatte sie erst einmal genug gelesen und erlebt. Was sie jetzt noch beschäftigte, war ihr Bruder. Sollte sie ihm das Buch mit den persönlichen Worten ihres Großvaters auch wirklich weitergeben?

Der Sonnenschein, der durch ihr Fenster auf ihr Gesicht fiel, ließ Luisa erwachen. Sie schaute zum Fenster und sah einen blauen Himmel, an dem die Sonne bereits aufgegangen war. Im Hof arbeitete ihr Vater an seinem Trecker. Und ihr Wecker zeigte 09:00 Uhr an. ‚Oh, bereits so spät', dachte sie. Sie wollte schon längst wieder am See sein und mit ihrem kleinen Ruderboot an die andere Seite des Sees fahren. Also sprang Luisa schnell unter die Dusche, zog sich an und ging zum Frühstücken in die Küche. Ihre Mutter hatte den Frühstückstisch gedeckt und war am frühen Morgen bereits in die Kreisstadt zum Einkaufen gefahren. Luisa ließ sich heute Morgen aber nicht viel Zeit am Küchentisch. Sie bereitete einige Brote für ihren Ausflug vor und nahm dazu noch eine Wasserflasche in ihrem Rucksack mit. Das Buch und das Schmetterlingsnetz durften natürlich auch nicht fehlen. Und nach gut 20 Minuten hatte sie alles beisammen. Heute wollte sie mit dem Fahrrad fahren und ließ ihr Pony Hansi auf der Wiese hinter den Ställen zurück. Ihr Boot lag nicht weit von ihrem Lieblingsplatz am See. Nachdem das Eis auf dem See verschwunden war, hatte ihr Vater erst kürzlich das Boot wieder zu Wasser gelassen. Es war an einem Baum am Ufer festgemacht und wartete förmlich auf Luisa. Das Fahrrad stellte sie an den Baum und stieg mit ihrem Rucksack ins Boot. Luisa hatte schon drei Jahre Erfahrung mit dem Ruderboot, sodass sie die beiden Paddel gut und sicher bedienen konnte. Und so entfernte sie sich immer schneller vom Ufer. ‚Was ist das für ein Gefühl von Freiheit', dachte sie. Ein leichter Wind kam ihr entgegen und somit bemerkte sie den Sonnenschein fast nicht auf ihrer Haut. Das Wasser plätscherte beim Rudern und hin und wieder konnte sie einen Schwarm von Fischen durch das klare Wasser sehen. Nach gut zehn Minuten hatte sie das andere Ufer erreicht. Hier wollte sie erst einmal in Ruhe frühstücken. Und so legte sie ihre Picknickdecke auf einer kleinen Anhöhe aus. Von dort hatte sie einen schönen Blick auf den See. Zuvor hatte sie das Boot an Land gezogen und zur Sicherheit an einen kleinen Baum angebunden. Luisa genoss diesen Morgen und ließ sich Zeit bei ihrem Frühstück. Sie war vor einigen Jahren mit ihrem Großvater das erste Mal an diesen Ort gewesen. Auf dieser

Seite des Sees, im Wald gab es noch eine alte Quelle. Ihr Großvater hatte die Meinung vertreten, dass diese ein Wasser mit heilenden Eigenschaften an das Tageslicht beförderte. Das Vorhandensein dieser Quelle hatte er immer geheim gehalten. Nur Luisa wusste davon. Er hatte die Befürchtung, dass irgendwelche Menschen mit Gewinnabsichten sich dieser Quelle bemächtigen könnten. Und ganz Unrecht hatte er auch nicht. Denn immer wenn irgendwo Geld zu verdienen war, wie in einem Nachbarort, waren plötzlich Investoren da. Und die wollten einen größtmöglichen Gewinn erzielen. Und diese Quelle sollte vielen Menschen ohne Kosten zugutekommen. Darum hatte er oft das Wasser in einem Kanister mitgenommen und seinen Besuchern angeboten.

Abgelenkt von ihren Gedanken wurde sie plötzlich von einem kleinen Iltis, der wohl auf der Suche nach etwas Fressbaren war. Er hatte Luisa noch nicht wahrgenommen, da es fast windstill war und sie auch etwas oberhalb von ihm saß. Sie fand diesen kleinen Waldbewohner sehr hübsch, denn er hatte ein wirklich schönes Fell und einen niedlichen Kopf. Leider waren die Iltisse sehr scheu und wollten hier in dem Mittelgebirge mit Menschen nichts zu tun haben. Und so verschwand der kleine Iltis auch recht schnell wieder am Waldrand. Luisa dachte noch mal an ihren Großvater. Er hatte sie erst darauf hingewiesen, was es alles auf dieser Welt zu entdecken gab, und dass das Leben aus mehr bestand als nur Arbeit, Fernsehen oder an Festen teilzunehmen. Alles hatte aus seiner Sicht eine Berechtigung im Leben des Menschen. Es war das Extreme, sich auf eine Sache zu konzentrieren und darüber hinaus alles andere zu vergessen. Ihr Großvater war ein Mensch gewesen, der immer seine eigene Ordnung eingehalten hatte. Sein Zimmer, das er bewohnt hatte, war immer aufgeräumt gewesen. Er hatte einen klaren Tagesablauf, der mit dem Frühstück an normalen Wochentagen um 07:00 Uhr begann, an Sonn- und Feiertagen aber erst um 08:00 Uhr. Auf seine Kleidung hatte er besonders geachtet. Bei der Gartenarbeit jedoch hatte er alte Kleidung getragen, immer nach der Devise: Jeder Ort hat seine Kleidung. So hatte er seinen eigenen Stil, der immer das Prinzip von Ordnung und Klarheit widerspiegelte. Er war zu Lebzeiten ein richtiges Vorbild für sie gewesen. Luisa nahm das Buch aus ihrem Rucksack und schlug die Seite mit der nächsten Überschrift auf.

Traum und Vorstellungskraft

Jeder Mensch hat durch seine Vorstellungskraft die Möglichkeit sein Leben, aber auch diese Welt in ihrer Entwicklung mitzubestimmen und somit zu verändern. Diese Vorstellungskraft wird auch als Tagträumen bezeichnet. Seit langer Zeit werden die Kinder dazu erzogen, keine Tagträume mehr zu haben bzw. zu erleben. Die meisten Eltern und Lehrer geben den Leitsatz an die ihnen anvertrauten Kinder „Träume sind Schäume" weiter. Mit anderen Worten ausgedrückt, diese sind völlig sinnlos. Nun kann dem Leser aber versichert werden, dass gerade die Vorstellungskraft jeden Menschen die Möglichkeit gibt, Einfluss auf diese Welt zu nehmen. Und damit hat jeder Mensch, ob Staatspräsident, Kaufmann oder Arbeiter die gleichen Möglichkeiten. Träume erschaffen Wirklichkeiten.

Sie schaute auf den See hinaus. Wenn es sich wirklich so verhalten sollte, wie es im Buch geschrieben stand, dann besaß jeder Mensch die Gabe der Vorstellungskraft. Und somit auch die Macht, diese Welt zu beeinflussen. Luisa dachte an ihr Erlebnis an dem Kirschbaum, als sie sich mit ihren Gedanken von ihrem Platz entfernt hatte. So verhielt es sich auch mit der menschlichen Vorstellungskraft, bewusst Einfluss zu nehmen. Wenn das wirklich stimmte, konnte man sehr viel damit erreichen, und das galt für sein eigenes Leben und das Leben aller Menschen. Was hätte sie dafür gegeben, jetzt nochmals mit ihrem Großvater sprechen zu können. Er hätte Luisa sicherlich mehr dazu sagen können. In seinem Zimmer hing zu seinen Lebenszeiten, ein kleiner Bilderrahmen mit dem Satz: „Wenn ein Weiser träumt, beeinflusst er Generationen." Und nun erinnerte sich Luisa, dass ihr Großvater in diesem Zusammenhang einmal Hildegard von Bingen erwähnte. Sie hatte zu Lebzeiten bereits den geistigen Grundstein für die heutige Schule gelegt, sodass Kinder bis in unsere Zeit eine Schulausbildung bekommen konnten. Zu ihren Lebzeiten war das für die einfachen Menschen nur in Klöstern möglich gewesen. Somit benötigen aber auch die geistigen Vorstellungen immer Zeit, um in der Welt ihre Umsetzung zu erfahren. Und gab es dafür auch eine Übung? Jedenfalls fand Luisa weder im Buch selbst, noch eine zusätzliche Notiz ihres Großvaters zu einer Übung.

Als Luisa am späten Nachmittag von ihrem Ausflug am See zurückkam, ging sie sofort in ihr Zimmer. Sie packte ihren Rucksack aus, verschloss wieder die Zimmertüre und achtete auf ihren Atem. Sie war von der Fahrradfahrt noch etwas angestrengt. Aus diesem Grund brauchte sie weitere zehn Minuten, um ganz ruhig ein- und auszuatmen. Im Buch las sie nochmals das Kapitel mit der Stilleübung durch. Sie ging bereits beim Lesen, in ihren Gedanken den vorgegebenen Weg. Dabei achtete sie auf ihre Haltung und machte sich kurz darauf wieder auf die Reise in ihr Becken. Natürlich beschäftigten sie auch heute wieder viele Gedanken zu ihrem Ausflug. Die Gedanken setzte sie wieder auf eine Wolke und schickte sie weg. Und auch die Frage nach der fehlenden Übung beschäftigte sie. Jedoch ließ sie sich nicht wegschicken. Wie sie sich auch bemühte, die Frage blieb. Dafür sah sie sich in ihrer Vorstellung, auf einem Stuhl sitzen, in der Haltung wie sie im Buch beschrieben war. In ihren Gedanken tauchte zusätzlich noch das Wort „Herz" auf. Danach verschwand das Bild. Luisa beendete die Übung, indem sie den vorgegebenen Weg zurückging. Als sie die Augen öffnete, hatte sie das Wort Herz immer noch in ihren Gedanken. Zuerst dankte sie. ‚Was war denn das?', fragte sie sich. Sollte die nicht im Buch erwähnte Traumübung etwa in der Haltung der Übung zum „Hören der inneren Stimme" abgehalten werden? Scheinbar sollte es wohl so sein. Aber was sollte dann das Herz bedeuten? Könnte es sein, dass die Übung nun nicht nur zum Becken, sondern zum Herz gehen sollte? Aber wie sollte sie vom Becken ins Herz kommen? Und plötzlich wusste Luisa, dass es nur ein Schritt war, den sie weitergehen musste. Und dort in ihrem Herz angekommen, sollten dann die Träume und Vorstellungen entstehen, die sie in die Welt hinaussenden konnte. War es wohl so, dass ihre innere Weisheit, ihr die Lösung gesagt hatte? Scheinbar hing alles irgendwie zusammen. Das Abenteuer, diese Welt zu entdecken war das eine, aber das noch größere Abenteuer war die Reise zu sich selbst. Gleich am nächsten Morgen wollte sie die Traumübung in ihrer Gesamtheit durchführen. Dazu hatte sie vor, bereits um 05:30 Uhr aufzustehen. Und um diese Zeit konnte sie sicher sein, auch von Felix oder ihren Eltern nicht gestört zu werden.

Nachdem sie am nächsten Morgen durch ihren Wecker geweckt wurde, brauchte sie noch einige Minuten, um richtig wach zu werden. Luisa stand auf, zog ihren Bademantel über und setzte sich auf einen Stuhl. Von dem Stuhl aus konnte sie am Himmel viele Wolken vorbeiziehen sehen. Für heute hatte man Regen und Gewitter vorhergesagt. Sie überlegte. Was für einen Gedanken könnte ich denn in die Welt hinaussenden? Es müsste etwas für alle Menschen sein. Irgendetwas Großes und Sinnvolles. Aber was könnte das sein? Der Einfall kam plötzlich. In einem Bruchteil, einer Sekunde hörte sie „Das Licht der Erkenntnis". Sie war wieder mal sehr überrascht. War das die innere Weisheit gewesen, die jeder Mensch besitzen sollte? Und was war das „Licht der Erkenntnis"? Was war damit gemeint? Und auch diese Fragen beantworteten sich in ihren Gedanken recht schnell. Es war der Traum, dass alle Menschen sich in ihrem Leben selbst erkennen sollten. Und somit ein Leben der Wahrnehmung leben konnten. Luisa war aufgeregt und überrascht zugleich. Vor wenigen Tagen hatte sie so etwas nicht für möglich gehalten. Und mit diesem Buch, der Botschaft ihres verstorbenen Großvaters war plötzlich alles anders geworden. Scheinbar hatte das Buch bereits auf sie gewartet.

Luisa machte sich auf die Reise zu ihrem Herz. Natürlich achtete sie wieder auf ihre Haltung, ihren Atem und die einzelnen Schritte, bis sie in ihrem Becken angekommen war. Dort stellte sie sich vor, wie sie mit einem Schritt zu ihrem Herz ging. Und dann befand sie sich mit ihrem Bewusstsein im Herzen. Sie hatte den Eindruck, dass ihr Herz immer weiter wurde. Aus ihrem Herzen sendete sie den Gedanken "Für die Menschen in der Welt sende ich das Licht der Erkenntnis". In ihrer Vorstellung verließ dieser Gedanke ihr Herz und ging in die Weite der Welt hinaus. Luisa fand sich eins mit sich und der Welt. Sie bemerkte eine große Kraft in sich, der scheinbar keine Grenzen gesetzt waren. Nach einer kurzen Zeit ging Luisa von ihrem Herzen wieder in ihr Becken. Und von dort Wirbel um Wirbel achtsam in ihrem Tempo zurück. Bis sie wieder im Hier und Jetzt angelangt war. Und natürlich dankte sie wieder für diese Erfahrung.

Sie blieb noch einige Minuten sitzen. Oh, was war das für ein Erlebnis. Und sie konnte mit dieser Übung auch Einfluss auf die Welt und Menschen nehmen. Jedenfalls soweit wie der einzelne Mensch bereit dazu war. Denn der freie Wille wurde damit sicherlich nicht aufgehoben. Luisa wurde immer bewusster, dass ihr neben vielen anderen Menschen, die um die Möglichkeit wussten, eine wichtige Aufgabe zuteilgeworden war.

Nachdem das Wetter heute nicht zu einem Ausflug einlud, hatte sie vor in Ruhe zu frühstücken. Und so setzte sie sich zu ihren Eltern in die Küche. Ein ausführliches Gespräch war heute Morgen für sie nicht möglich. Sie war einfach noch sehr aufgewühlt von ihren gemachten Erfahrungen. Aber davon erzählte sie ihren Eltern nichts.

Nach dem Frühstück wollte sie das letzte Kapitel im Buch lesen. Es beschäftigte sich mit dem Thema Heilung. Ob Luisa vielleicht etwas über die Andeutungen ihres Großvaters in Sachen „Heilerin" lesen würde? Zuerst jedoch hörte sie heute Vormittag klassische Musik von Mozart. Der Komponist gefiel ihr recht gut. Es war eine von Freude und Lebenslust komponierte Musik aus einem vergangenen Jahrhundert. Und wie auch im Buch von ihr gelesen, löste das Mozartkonzert etwas Eindrucksvolles, etwas Empfindsames in ihr aus. Bevor sie mit dem Lesen des Buches angefangen hatte, war für Luisa eher das Hören der aktuellen Popmusik wichtig gewesen. Und Luisa hörte diese Musik gerne, genauso wie es alle ihre Klassenkameraden taten. Aber vielleicht hing das auch damit zusammen, dass sie mit der klassischen Musik bisher kaum Berührungspunkte gehabt hatte. Und so ging es vielleicht auch allen Menschen, die nicht neugierig und offen für andere Musikrichtungen waren.

Heilung

Genau genommen sind alle Menschen aufgerufen, zum Heil dieser Welt beizutragen. Und ein jeder kann in seinem direkten Umfeld dafür sorgen. Je bewusster und somit wahrnehmender der Einzelne ist, umso mehr kann er zum Heilerfolg beitragen. Hierzu ist die Achtsamkeit gegenüber der Erde, der Natur, den Tieren und der Menschen gleichermaßen notwendig. Zum Heil der Welt kann man auch durch seine tägliche Arbeit beitragen, soweit diese bewusst durchgeführt wird. Eine unterschiedliche Bewertung zwischen den

Arbeiten und den Menschen, die sich für diesen Einsatz bereit erklären, gibt es nicht. Ob diese nun als groß oder klein von den Menschen selbst angesehen wird, jede Aufgabe ist gleich wertvoll. Es gibt nun weitere Menschen, die als Heiler oder Heilerin im direkten Kontakt tätig sind. Ein Heilender hat neben seinen persönlichen Eigenschaften immer auch den persönlichen Auftrag dessen, der als Gott bzw. Schöpfer oder Schöpferin dieser Welt angesehen wird. Er oder sie trägt zum Heil der Menschen auf diesem Planeten bei. Das kann eine Tätigkeit direkt mit einem Menschen sein oder sich auch auf viele Menschen beziehen. Die Energieübertragung wird durch die direkte Berührung eines Menschen oder über einen geistigen Weg geschehen. Zwischen den Menschen gibt es eine energetische Verbindung, die hierfür benutzt werden kann. Diese Energien, die von dem Heilenden weitergegeben werden, kommen nicht von ihm selbst. Nicht der Mensch heilt, sondern die göttliche Energie. Und das ist auch der Grund warum der Heilende von seiner Arbeit mit hilfebedürftigen Menschen nicht müde wird. Die Energie fließt durch ihn und er leitet sie zu den betreffenden Menschen. Er wird zum Kanal und Verteiler dieser Energien. Die göttlichen Energien wirken auf den Geistkörper des Menschen.

Was bei den behandelten Menschen passiert oder nicht passiert steht nicht in seiner Macht. Somit liegt das gewünschte oder unerwünschte Ergebnis nicht in seiner Verantwortung. Am Anfang der Tätigkeit wird der Heilende den großen Wunsch haben, gut und erfolgreich zu sein. Zusätzlich will er alle Menschen von Leid und Krankheit befreien. Doch mit der Zeit muss ihm auch klar werden, dass er einen Dienst ausübt. Dieser Dienst an den Menschen wird in dem Bewusstsein ausgeübt, zu unterstützen und zu fördern. Jedoch darf er das Ergebnis weder beurteilen noch verurteilen. Er hat bei dieser Arbeit einen neutralen Standpunkt einzuhalten. Der Heiler dankt dem/der Schöpfer/Schöpferin genauso für die Energie wie der behandelte Mensch. Das Danken in diesem Zusammenhang ist sehr wichtig.

Sie schloss das Buch. Das, was sie in den letzten Kapiteln gelesen hatte, hatte mit der Heilung der Menschen und dieser Welt zu tun. Und doch wurde der Grundstein hierfür am Anfang des Buches bzw. des Lebens gelegt. Der Schlüssel war die Wahrnehmung. Und bereits die Möglichkeit, ihre Gedanken und Vorstellungen aus ihrem Herz in die Welt senden zu können, war schon beeindruckend. Es war ein Weg, um zur Heilung der Welt beizutragen. Und jeder Mensch konnte daran seinen Anteil haben. Und ihr Großvater hatte eine weitere Aufgabe bekommen, die zu heilen. Und diese Aufgabe wurde wohl nur bestimmten Menschen zuteil. Aber welche Voraussetzungen dafür notwendig waren, wusste Luisa natürlich auch nicht. Irgendwann einmal hatte ihr Großvater damit angefangen seine Hände aufzulegen. Und dann kamen von Jahr zu Jahr immer mehr Menschen zur Behandlung. Ihr wurde bewusst, wenn es auch ihr Weg werden sollte, dann würde sie es früh genug erfahren.

Luisa hatte nun in wenigen Tagen das gesamte Buch gelesen. Es war noch eine Vielzahl von weiteren Notizen ihres Großvaters auf den Buchseiten sowie auf den nachträglich eingefügten Blättern vorhanden. Aber diese müssen den Leser nicht weiter interessieren. Ihr kam es so vor, dass sie wohl ihr gesamtes Leben immer wieder in dem Buch etwas nachlesen sollte und konnte. Und auch ihre eigenen Erfahrungen und Erlebnisse wollte sie in einem weiteren Buch aufschreiben. Dadurch war es möglich anderen Menschen, jedenfalls die die es wollten, eine Hilfestellung für ihr Leben zukommen zu lassen. Und genau genommen hatte das auch mit der Heilung dieser Welt und den Menschen zu tun. Also bedeutete die Arbeit als Heiler oder Heilerin nicht grundsätzlich auch eine Tätigkeit mit Menschen, die zur Behandlung erschienen. Das war ihr immer mehr klar geworden. Aber war diese Erkenntnis ihre eigene oder die ihrer inneren Weisheit? Aber was spielte das noch für eine Rolle, solch eine Unterscheidung zu treffen? Sie hatte aus tiefsten Herzen die Empfindung mit ihrer Erkenntnis richtig zu liegen. Luisa nahm nochmals das Buch zur Hand. Wie lautete der Titel? Schule der … Und plötzlich wusste sie den kompletten Titel. Er lautete: Schule der Wahrnehmung.

Alles, was sie bisher gelesen hatte, fand sie einleuchtend. Nur die Frage, warum ihr Bruder ein gänzlich anderes Leben lebte, war natürlich noch nicht beantwortet. Die frühere Beziehung zwischen ihrem Großvater und ihrem Bruder war eine sehr freundliche und herzliche gewesen. Jedoch wollte ihr Bruder nie etwas Genaues über die Arbeit eines weisen Menschen und Heilers wissen. Es interessierte ihn einfach nicht. Ihr Großvater hatte ihrem Bruder immer wieder Möglichkeiten angeboten, mit auf seine Wanderungen zu kommen, die Natur zu erfahren oder Menschen mit Gebrechen in ihren Häusern zu besuchen. Jedoch hatte er es immer wieder abgelehnt. Und es war ein Grundsatz von ihrem Großvater, die weitgehende Willensfreiheit eines jugendlichen Menschen zu achten, der aus seinen eigenen Lebenserfahrungen hätte lernen können. Irgendwann einmal hatte er es aufgegeben, ihrem Bruder diese Angebote zu unterbreiten. Klar war für sie, dass wenn ein Mensch seine Wahrnehmungsmöglichkeiten nicht nutzte, diese dann irgendwann einmal so verkümmert waren, dass es recht schwierig war, sie wieder zu entwickeln. Ihr Großvater hatte oft von Menschen berichtet, die einen Schlaganfall erlitten hatten. Diese mussten die kleinsten Handbewegungen und Schritte oftmals ganz neu erlernen, was natürlich eine große Kraftanstrengung für sie bedeutete. Und ähnlich verhielt es sich wohl auch mit der einmal verlorenen Wahrnehmung. Auch die Grenzen der Wahrnehmung konnten die Menschen selbst bestimmen. Und das war dann ihr eigener freier Wille. Auf der anderen Seite konnte ein wahrnehmender Mensch seine Begrenzungen immer weiter auflösen, bis in die Unendlichkeit. Luisa hatte selbst als Kind nur den Bauernhof ihrer Eltern gekannt. Und da es hin und wieder einen Ausflug in das nächste Dorf gab, hatte sie als Kind die Grenze „Bauernhof" bereits überwunden. Nun hatte sie sich vor Kurzem in der Schule mit den verschiedenen Erdteilen beschäftigt. In der Folgewoche ging es dann um das Planetensystem der Erde. Und immer wurden die früheren Wissensbegrenzungen wieder aufgehoben und an deren Stelle kamen dann wieder neue dazu. Sie hatte ihrem Bruder versprochen, ihm das Buch auszuleihen, sobald sie es gelesen hatte. Nur war sie immer noch etwas unsicher, ob es überhaupt von ihm verstanden werden konnte. Zum anderen stand noch eine persönliche Nachricht von ihrem Großvater darin. Und die zu behalten war für sie sehr wichtig. Das war der eigentliche Grund, der sie davon abgehalten hatte, das Buch Felix zu übergeben. Auf der anderen Seite könnte das Buch auch dazu führen, das er sein Leben überdachte und einen neuen Lebensweg einschlug. Was war denn nun in dieser Situation das Richtige? Ihr fiel ein, diese Frage ihrer inneren Weisheit stellen zu können. Denn, wenn es möglich war, bei der Ruheübung Informationen zu bekommen, dann könnte ja auch diese Frage für sie gelöst werden. Also schloss sie ihr Zimmer wieder ab, und führte die Übung in den bekannten Schritten durch. Wieder kam eine Reihe von Gedanken in ihr auf. Diese schickte sie immer wieder weg. Und dann erschien ein Bild, in dem sie das Buch an ihren Bruder weitergab. Luisa beendete die Übung und ging die bekannten Schritte im Geiste zurück, bis sie wieder im Hier und Jetzt angekommen war. Sie dankte. Etwas nachdenklich schaute sie von ihrem Stuhl zum Fenster. Es wurde langsam dunkel. An sich die beste Zeit, ihrem Bruder einen Besuch abzustatten. Sie nahm das Buch, schloss ihre Zimmertüre wieder auf und ging zum Zimmer ihres Bruders. Sie klopfte, hörte ein „Ja, bitte", und sah Felix vor dem Bildschirm seines Computers sitzen.

„Ich möchte dir das Buch ausleihen." „Danke, dass du daran gedacht hast. Dann leg es bitte dort auf den Tisch." Und mit diesen Worten drehte sich Felix wieder zu seinem Bildschirm um. Luisa ging zurück in ihr Zimmer und war etwas traurig über das Desinteresse von Felix. Sie hätte an seiner Stelle, sofort angefangen zu lesen. Oder zumindest im Buch geblättert.

Und wie wird nun diese Geschichte mit Felix weitergehen? Es gibt genau genommen nur zwei Möglichkeiten. Auch Sie können und sollten nach dem Lesen dieses Buch weitergeben. Je mehr Menschen sich über sich selbst und das Leben Gedanken machen, umso eher wird sich auch die Zukunft dieses Planeten und der Menschheit ändern können. Achten Sie auch darauf, das Buch wieder zu bekommen. Am Anfang dieses Weges zum/zur Heiler/Heilerin ist es wichtig bestimmte Einzelheiten nochmals nachlesen zu können. Sollten Sie jedoch Ihre innere Weisheit jederzeit hören können, dann brauchen sie dieses Buch nicht mehr. Das Buch ist, wenn Sie so wollen, ein Geburtshelfer, für ein Leben, das wirklich in seiner Vielfalt wahrgenommen werden kann. Die Frage, die Sie vielleicht jetzt beschäftigt, könnte lauten: Soll ich oder könnte ich auch Heiler oder Heilerin werden? Hierzu benötigen Sie eine gewisse Offenheit den Menschen und dem Leben gegenüber. In Bezug auf diese Welt und die Unterstützung der Menschen sind wir alle aufgerufen, als Heiler/Heilerin aktiv zu werden. Jeder sollte sich dieser Herausforderung stellen. Es geht nicht darum, Ruhm oder Ehre zu erhalten. Um aber Behandlungen einzelner Menschen oder Gruppen durchzuführen, benötigen Sie den göttlichen Auftrag. Kein Mensch wird Ihnen diesen erteilen können. Ihre Bereitschaft hierzu ist nur eine Voraussetzung. Ihre Heiltätigkeit muss selbstlos sein. Denn nicht Sie heilen. Sie sind nur ein Kanal dieser Energien, die durch Sie fließen. Gehen Sie mit der Stilleübung in Ihr Herz und bitten Sie dort um diesen Auftrag. Bitten Sie um Erkenntnis. Es wird Ihnen geholfen werden. Ob Sie nun in dem einen oder anderen Heilbereich aktiv werden. Sie dienen mit Ihrer Arbeit dazu, direkt oder indirekt Menschen zu unterstützen. Sie alle haben die Möglichkeit diese Welt zu einem besseren Ort zu machen. Beginnen Sie noch heute. Und denken Sie daran: Einen Neuanfang können Sie jederzeit starten, solange Sie sich in diesem Leben und in dieser gegenständlichen Welt befinden. Aber warten Sie nicht zu lange.

Und hierzu wünsche ich Ihnen viel Erfolg und gutes Gelingen, auf Ihrem Weg durch Ihr Leben.

Peter Wandler

Weitere Bücher von Peter Wandler

Gespräche auf dem Weg nach Santiago de Compostela

Die Geschichte erzählt die Erlebnisse von Tom, der sich auf den Weg macht die Kathedrale von Santiago de Compostela zu erreichen. Auf seinem Pilgerweg begegnet er weiteren Menschen. Sie alle haben sich, genauso wie er aufgemacht dieses Ziel zu erreichen. Durch einen unbekannten Mann erfährt er eine Übung die ihn näher zu sich selbst bringen wird.

Ein Lehrling auf seiner Reise durch die Welt

Tim beginnt eine Reise, dessen Ziel er nicht kennt. Von einem weisen Lehrmeister (Lebensmeister) hat er gelernt, auf seine innere Stimme zu hören. Auf der ersten Reiseetappe liest er einen persönlichen Brief von seinem Lebensmeister und bekommt die Aufgabe herauszufinden, was für die Menschen der Sinn des Lebens ist. Zusätzlich soll er den Ursprung aller Dinge und somit der Welt herausfinden. So lässt er sich von seiner inneren Stimme leiten und lernt Städte, Menschen und ihre unterschiedlichen Lebensansichten kennen

Gespräche mit einer weisen Frau

Thomas befindet sich zu einer Herzoperation in einem Krankenhaus. Dort hat er ein Erlebnis der anderen Art. Er sieht und bemerkt sich außerhalb seines Körpers. Mit diesem Erlebnis macht er sich auf die Suche eine Erklärung für seine Eindrücke zu finden. Es beginnt ein Weg, der ihn zu sich selbst führen wird.